Microbiologia e Farmacologia Simplificada

Thieme Revinter

Microbiologia e Farmacologia Simplificada

Dr. José Caetano Tavares

Terceira Edição

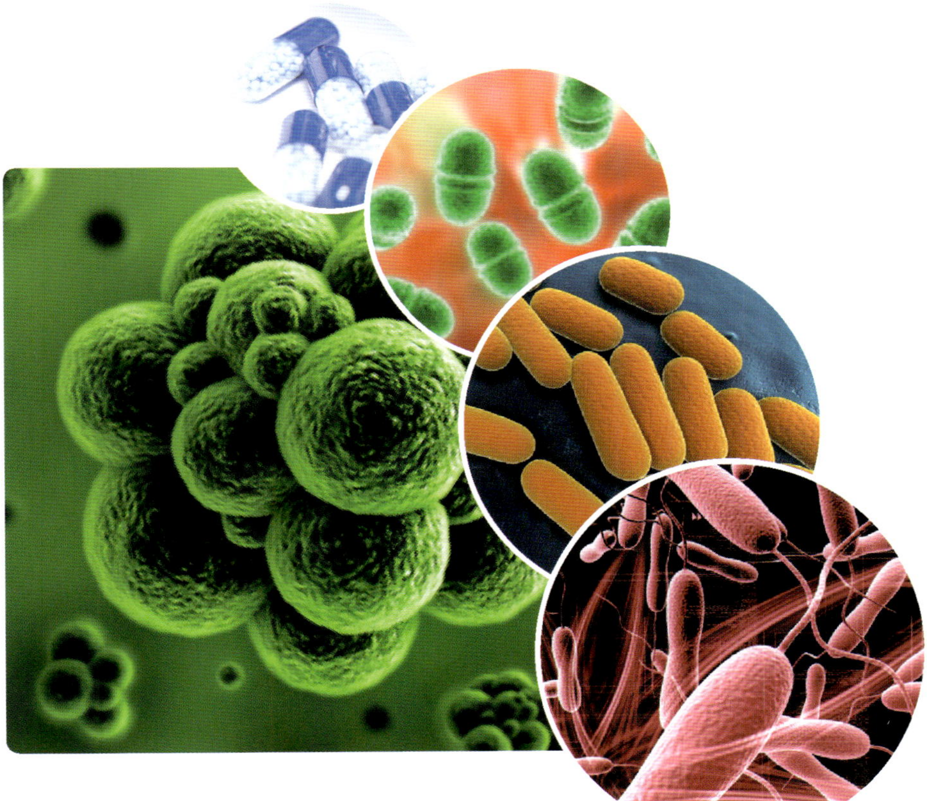

Thieme
Rio de Janeiro • Stuttgart • New York • Delhi

Dados Internacionais de Catalogação na Publicação (CIP)

T231m

Tavares, José Caetano

Microbiologia e Farmacologia Simplificada/José Caetano Tavares – 3. Ed. – Rio de Janeiro – RJ: Thieme Revinter Publicações, 2018.

240 p.: 15,8 x 23 cm.

Inclui Bibliografia de apoio, Índice do nome químico dos medicamentos, Índice do nome comercial dos medicamentos isolados, Índice do nome comercial dos medicamentos associados e Índice Remissivo.

ISBN 978-85-67661-44-5

1. Microbiologia. 2. Microbiologia Clínica. 3. Farmacologia. 4. Farmacologia Clínica. 5. Medicamentos – Administração. I. Título.

CDD: 576
CDU: 579:615

Contato com o autor:
dr_jctavares@hotmail.com

Nota: O conhecimento médico está em constante evolução. À medida que a pesquisa e a experiência clínica ampliam o nosso saber, pode ser necessário alterar os métodos de tratamento e medicação. Os autores e editores deste material consultaram fontes tidas como confiáveis, a fim de fornecer informações completas e de acordo com os padrões aceitos no momento da publicação. No entanto, em vista da possibilidade de erro humano por parte dos autores, dos editores ou da casa editorial que traz à luz este trabalho, ou ainda de alterações no conhecimento médico, nem os autores, nem os editores, nem a casa editorial, nem qualquer outra parte que se tenha envolvido na elaboração deste material garantem que as informações aqui contidas sejam totalmente precisas ou completas; tampouco se responsabilizam por quaisquer erros ou omissões ou pelos resultados obtidos em consequência do uso de tais informações. É aconselhável que os leitores confirmem em outras fontes as informações aqui contidas. Sugere-se, por exemplo, que verifiquem a bula de cada medicamento que pretendam administrar, a fim de certificar-se de que as informações contidas nesta publicação são precisas e de que não houve mudanças na dose recomendada ou nas contraindicações. Esta recomendação é especialmente importante no caso de medicamentos novos ou pouco utilizados. Alguns dos nomes de produtos, patentes e *design* a que nos referimos neste livro são, na verdade, marcas registradas ou nomes protegidos pela legislação referente à propriedade intelectual, ainda que nem sempre o texto faça menção específica a esse fato. Portanto, a ocorrência de um nome sem a designação de sua propriedade não deve ser interpretada como uma indicação, por parte da editora, de que ele se encontra em domínio público.

Rua do Matoso, 170, Tijuca
20270-135, Rio de Janeiro – RJ, Brasil
http://www.ThiemeRevinter.com.br

Thieme Medical Publishers
http://www.thieme.com
Capa: Thieme Revinter Publicações

Impresso no Brasil por Zit Gráfica e Editora Ltda.
5 4 3 2 1
ISBN 978-85-67661-44-5

APRESENTAÇÃO DO AUTOR

O doutor José Caetano Tavares é graduado em Medicina Homeopática pela Fundación FUNHOMEDIK, com convalidação[1] pela Universidad Metropolitana, Cidade Guayaquil, Equador; em Teologia, pela Faculdade de Teologia Filadélfia; em Filosofia, pela Universidade Federal de Santa Catarina; em Ciências Biológicas, pela Universidade do Oeste de Santa Catarina; e em Nutrição, pelo Centro Universitário Estácio de Santa Catarina.

Possui Título de Especialista em *Biologia* com área de concentração em citologia/citopatologia; em *Ensino de Ciências Biológicas*; e em *Plantas Medicinais: Uso, Manejo e Manipulação*. Possui também, Título de Doutor em *Filosofia Cristã*; em *Estudos Eclesiásticos*; e em *Filosofia da Educação*; e grau de Doutor em Microbiologia e Imunologia.

No Brasil, participou como palestrante dos seguintes eventos:

- I e II Congresso Mineiro de Reforma Pró-Saúde, como orador oficial. Belo Horizonte, Minas Gerais;
- Primeiro Simpósio Nacional de Medicinas Alternativas Naturais, com o tema: *A Ciência Fitoterápica*. Belo Horizonte, Minas Gerais;
- Primeiro Congresso de Terapeutas Naturistas do Nordeste, com o tema: *O Poder Curativo das Plantas*. Salvador, Bahia;

[1]E aval do Colégio de Médicos de Guayas, Órgão da Federação Médica Equatoriana.

- Terceiro Congresso de Medicinas Naturistas do Paraná, com o tema: *A Importância da Alimentação para a Recuperação da Saúde*. Curitiba, Paraná; e
- Primeiro Congresso de Homeopatia e Medicina Ortomolecular do Sudeste, com o tema: *Os Resultados Surpreendentes da Homeopatia no Tratamento da Epilepsia*. São Paulo.

No exterior participou de vários eventos, como congressos, simpósios, colóquios e seminários. Entre eles, destacam-se:

- I Congresso Interamericano de Medicinas Alternativas Naturais, com o tema: *A Importância da Fitoterapia nas Doenças Uterinas*, 1987. La Paz, Bolívia.
- III Congresso Continental Americano de Medicinas Complementares, como assistente, 1991. Santiago de Cali, Colômbia.
- XV Cumbre Iberoamericana de Educación y X Cátedras Magistrales, com o tema: *Educación para La Salud: La Nutrición y su Importancia en la Educación*, 2014. Puebla, México.
- V Simposium de Salud AMES – Congreso Internacional de Médico Científico, com o tema: *Hypericum Perforatum na Hérnia de Disco*, 2016. Santa Cruz de la Sierra, Bolívia.
- VII Simposium Mundial de Ciencias de La Salud, com o tema: *Anemia Megaloblastica y sus Factores de Riescos*, 2017. Santa Cruz de la Sierra, Bolívia.

Ministrou a oficina, *A Saúde do Profissional da Educação e seus Cuidados*, no IV Seminário Microrregional de Educação Municipal promovido pela Universidade do Oeste de Santa Catarina; e palestra na Universidad Maimónides para os estudantes do curso de farmácia sobre Fitomedicamentos. Buenos Aires, Argentina.

Recebeu as seguintes premiações:

- troféu: IX ACTO DE INVESTIDURA MUNDIAL DA ORDEM (Prémio Internacional a la Calidad Educativa), conferido pela Honorable Academia Mundial de Educación, na XIV Cumbre Iberoamericana de Educación y IX Cátedras Magistrales, 2013. Lima, Peru;

- título honorífico: WORLD LEADER IN MEDICAL SCIENCES FOR THE BENEFIT OF MANKIND, no V Simposium de Salud AMES – Congreso Internacional de Médico Científico, 2016. Santa Cruz de la Sierra, Bolívia;
- troféu: AWARD FOR BEST OF INVESTIGATION WORK, no V Simposium de Salud AMES – Congreso Internacional de Médico Científico, 2016. Santa Cruz de la Sierra, Bolívia; e
- troféu: MAXIMUM LEADER OF EXCELLENCE IN HEALTH, no V Simposium de Salud AMES – Congreso Internacional de Médico Científico, 2016. Santa Cruz de la Sierra, Bolívia.

Foi o primeiro estrangeiro a ser recebido como membro na Sociedad Argentina de Biología.

Atualmente é membro da Sociedad Latinoamericana de Genética Forense; Sociedad Argentina de Biología; e da Sociedade Brasileira de Microbiologia.

Autor de vários livros; atualmente atua como cientista em biologia médica do Centro Brasileiro de Pesquisa Científica – CEBRAPEC; diretor da Clínica de Terapia Nutricional Dr. Tavares; e Reitor da Academia Interamericana de Ciências Médicas.

Dr. Guadalupe Chávez Torres
Secretário Geral
Asociación Mundial para la Excelencia de la Salud

PREFÁCIO À TERCEIRA EDIÇÃO

É sempre uma grata satisfação a reedição de um livro científico. A obra Microbiologia e Farmacologia Simplificada traz uma metodologia e um padrão didático muito eficiente.

Estudantes e profissionais da área da saúde serão beneficiados com conhecimento atualizado e revisado, permitindo revisão abrangente e consultas rápidas.

A microbiologia e a farmacologia estão no alicerce da desejável atuação multiprofissional que os cuidados da saúde exigem, permitindo resultados mais objetivos e duradouros, especialmente quando biólogos, médicos, enfermeiros, odontólogos, farmacêuticos, entre outros, buscam o objetivo comum: saúde e bem-estar das pessoas.

A divisão dos capítulos neste livro permite visão clara dos objetivos do autor, separando os grandes grupos de micro-organismos, para permitir a compreensão do comportamento biológico e relações com os demais seres vivos, sejam estas benéficas ou prejudiciais.

A compreensão da farmacologia, especialmente as complexas propriedades dos fármacos utilizados nas diversas estratégias terapêuticas, permite o uso racional e eficiente da ciência em benefício do paciente, resguardando-o de efeitos nocivos de medicamentos, tão frequentes e, por vezes, pouco valorizados. A responsabilidade diante de uma prescrição é muito grande, pois as consequências nem sempre são positivas. Quem prescreve o tratamento medicamentoso precisa saber as possibilidades resultantes deste ato, os detalhes do fármaco utilizado e como reconhecer e tratar complicações.

Somente a dedicação ao conhecimento científico e disciplina metodológica é capaz de fornecer a segurança necessária para o paciente, que é o centro da atenção de todo o sistema de saúde, seja ele público ou privado.

O Dr. José Caetano Tavares, que possui um currículo extenso na área das ciências biológicas, conseguiu sintetizar o abrangente conhecimento da microbiologia e farmacologia e estimulará a atualização de todos os estudantes e profissionais que tiverem o privilégio da leitura.

Dr. Ademar José de Oliveira Paes Junior[1]
Presidente
Associação Catarinense de Medicina

[1]Graduado em Medicina pela Universidade Federal de Santa Catarina; Membro Titular do Colégio Brasileiro de Radiologia e Diagnóstico por Imagem; e Doutor em Ciências pela Faculdade de Medicina da Universidade de São Paulo.

DEDICATÓRIA DA SEGUNDA EDIÇÃO

Aos Drs. Elizabeth Regina Comini Frota e Jair Leopoldo Raso pela sua competência, respeito e dedicação aos seus pacientes; pela relação humana a todos que o cercam; e pela atenção e cuidado que foram dedicados à minha família.

A vocês: minha eterna gratidão.

PREFÁCIO DA SEGUNDA EDIÇÃO

Alcançando o nível de livro mais vendido em sua categoria por vários meses, a obra Microbiologia e Farmacologia Simplificada é editada em sua segunda edição corrigida e modificada.

Com didática apurada, esta obra constitui-se como uma fonte de pesquisa e informação rápida e eficaz tanto ao profissional quanto ao estudante. Os micro-organismos estão classificados de acordo às suas famílias dentro de suas áreas de estudo: bacteriologia, virologia e micologia. Quanto aos fármacos, seguem a classificação das classes terapêuticas, tendo em destaque o excelente capítulo sobre o uso, abuso e dependência de drogas.

Parabenizo ao Dr. José Caetano Tavares pela sua habilidade de traduzir e compilar nesta obra anos de dedicação à pesquisa científica e ao estudo clínico, simplificando e esclarecendo conceitos e conhecimentos especializados. Ter conseguido estabelecer a ponte entre as pesquisas científicas e os profissionais e estudantes que necessitam do conhecimento com praticidade faz deste livro uma referência para todo profissional da saúde.

Dr. Roberto Pértile
Mestre em Farmácia

PREFÁCIO DA PRIMEIRA EDIÇÃO

Hoje, o profissional médico dispõe de muito pouco tempo para se atualizar ou reciclar o que aprendeu em bancos escolares.

A leitura da obra Microbiologia e Farmacologia Simplificada, de autoria do Professor José Caetano Tavares, enriqueceu-me, pois expõe de forma clara e didática um assunto de suma importância, além de estar atualíssima.

Por mais atentos que nós, os profissionais da saúde, fiquemos com relação aos efeitos das drogas, às interações entre elas e, o que é de suma importância, aos efeitos colaterais, muitas vezes algum detalhe nos foge.

Julgo muito oportuna uma publicação acerca de matéria tão relevante e confesso que já sou candidato à aquisição da mesma.

Dr. Casuo Ishimine
Diretor Clínico
Clínica Médica Dr. Casuo Ishimine

SUMÁRIO

PARTE I
MICROBIOLOGIA
Bacteriologia, Virologia, Micologia e Doenças Microbianas

PARTE II
FARMACOLOGIA
Uso de Medicamentos e Uso, Abuso e Dependência de Drogas

Microbiologia e Farmacologia Simplificada

Thieme Revinter

MICROBIOLOGIA
Bacteriologia, Virologia, Micologia e Doenças Microbianas

INTRODUÇÃO

A microbiologia é o ramo da ciência que estuda os micro-organismos e suas relações recíprocas com os demais seres vivos, sua distribuição natural, seus efeitos benéficos ou prejudiciais aos outros seres, suas alterações físicas e químicas no ambiente, preocupando-se com a caracterização morfológica, estrutural, fisiológica, metabólica e reprodutiva.

O estudo da relação dos seres vivos com o ambiente e destes entre si é de grande importância para a ciência médica, pois a partir desses estudos pode-se entender mais facilmente o desenvolvimento das doenças, principalmente as doenças infectoparasitárias e como preveni-las.

Entre os seres vivos, encontram-se intrínsecas relações, algumas responsáveis por profundas alterações nas condições de vida de cada um ou de todos os seres envolvidos.

Essas relações podem ser divididas arbitrariamente em simbiose, competição, predatismo e parasitismo, sendo importante aqui apresentar apenas a simbiose e o parasitismo.

Na simbiose, uma ou ambas as espécies se beneficiam, não ocorrendo prejuízos. No parasitismo, encontra-se uma prolongada relação de um parasita em um hospedeiro, que resulta em benefícios ao parasita e em prejuízo ao hospedeiro.

Portanto, observa-se assim, que o parasitismo é o responsável pelo grande número de doenças infectoparasitárias hoje existentes.

No conceito dessas relações, deve-se saber que a simbiose e o parasitismo encontram-se em um equilíbrio dinâmico, ou seja, as relações estabelecidas, em um determinado momento, podem sofrer interferências de modificações do ambiente, do hospedeiro ou do parasita, alterando o caráter da relação estabelecida inicialmente.

O dinamismo das relações entre os seres vivos está subordinado ao equilíbrio biológico, que se rompe quando as condições de sobrevivência do meio são agredidas. O parasita e o hospedeiro constituem um conjunto em busca do equilíbrio.

Ao parasita interessa a sobrevivência do hospedeiro, pois o dano letal causado a este acarretará em sua morte. No desenvolvimento das doenças infectoparasitárias, à medida que o parasita causa doença no hospedeiro, que evolui para a morte, encontra-se uma interação fracassada, isso prejudica a ambos.

Quando bem adaptados, o parasita tende a lesar o hospedeiro apenas o suficiente para manter-se.

É possível a relação entre os seres vivos alcançar o equilíbrio biológico sem o uso de vacinas e medicamentos. A presença do parasita nem sempre resulta em doença.

Isso pode ser comprovado pelo grande número de indivíduos normais que alojam uma variedade de germes patogênicos, situação na qual o agente convive harmonicamente com o seu hospedeiro.

O combate ao parasita, portanto, não constitui o único meio de manter a saúde.

A interrupção do equilíbrio biológico dá origem à doença infecciosa, desequilíbrio oriundo das constantes variações existentes entre os seres vivos e os inúmeros fatores do seu meio ambiente, fatores que diretamente influenciam na saúde humana.

Dada a complexidade da relação entre os fatores ambientais e a saúde, é difícil definir esses mecanismos, que, por fim, tendem a atuar diretamente na saúde. Cita-se entre os múltiplos fatores: os econômicos, os psicológicos, os políticos, os culturais e os científicos, em toda a sua abrangência, como os responsáveis pelas mudanças encontradas no ar, na água, nos alimentos, na maneira de vida moderna, que diretamente atingem os seres humanos.

Quase todos esses fatores ambientais são interdependentes e, como nunca atuam isolados, torna-se, muitas vezes, impossível determinar os efeitos de cada um em separado.

Em suma, o processo infeccioso resulta do desequilíbrio entre o parasita e o hospedeiro, e a gravidade dependerá do número e virulência do parasita e da resistência do hospedeiro, intimamente ligada às suas características como etnia, idade, sexo, fatores hereditários, nutrição, trabalho e agressão diagnóstica e terapêutica.

Convém ressaltar a importância da ligação entre a nutrição e as doenças infecciosas ou não, pois a indústria alimentícia vem introduzindo uma série de substâncias químicas nocivas, às quais o ser humano jamais se adaptará, originando dificuldades fisiológicas, que resultarão em doenças, a curto ou em longo prazo, dependendo da incidência ou exposição a esses produtos tóxicos.

O equilíbrio biológico resulta da tríplice interação: do parasita, do hospedeiro e do meio ambiente, que se submetem a contínuos mecanismos de adaptação, a fim de manter o equilíbrio.

No entanto, a saúde do indivíduo ou da comunidade deve-se mais à prevenção da doença do que ao uso de recursos médicos, estando mais intimamente relacionada com os fatores ambientais e modalidade de vida do que com o uso de vacinas, antibióticos e outros medicamentos.

Atualmente, o avanço tecnológico alcançado pela ciência médica, principalmente na área diagnóstica e na fisiopatologia das doenças infecciosas, reduziu o número das doenças, infectocontagiosas ou não, transmitidas por agentes primários.

Porém, tem aumentado a incidência das doenças infecciosas causadas por micro-organismos da flora normal e inúmeros outros agentes incomuns, originando doenças totalmente desconhecidas e muitas vezes, resistentes ao tratamento com antibióticos e outros medicamentos químicos.

Sendo assim, já não se estabelece grupos de agentes patogênicos e saprófitos, dependendo, na maioria dos casos, a doença infecciosa das defesas imunológicas dos seres humanos, que, por sua vez, está diretamente relacionada ao modo de vida, sobretudo com os hábitos alimentares.

Portanto, serão citados, a partir desse momento, os micro-organismos mais frequentementes responsáveis pelas síndromes infecciosas da atualidade, que se dividem basicamente em três grupos: bactérias, vírus e fungos.

Diante das diversas microbiologias existentes na atualidade, como, por exemplo, microbiologia ambiental, microbiologia industrial, microbiologia veterinária, microbiologia agrícola, microbiologia sanitária entre outras.

Neste livro será mencionada apenas a microbiologia de importância médica, pois trata-se de uma obra voltada para atender as necessidades dos acadêmicos e profissionais da área de saúde humana.

BACTERIOLOGIA

INTRODUÇÃO

A bacteriologia é o ramo da ciência que estuda as bactérias, provavelmente o mais numeroso grupo de organismos patogênicos existente no planeta.

O Reino Monera é formado por micro-organismo unicelular, procarionte, com uma estrutura celular muito simples e sem membrana nuclear envolvendo o material genético. Não existindo também a variedade de organelas citoplasmáticas existente em célula eucarionte, como, por exemplo, mitocôndrias, cloroplastos, retículo endoplasmático etc.

A nutrição bacteriana pode ser autótrofa ou heterótrofa. O Reino Monera compreende todos os micro-organismos representados pelas bactérias e pelas cianobactérias, também conhecidas como cianofíceas ou algas azuis.

As bactérias constituem um grande grupo de micro-organismos. Apresentam, quanto à morfologia, três formas principais: *cocos* (na forma esférica), *bacilos* ou *bastonetes* (na forma de bastão) e *espirilos* (na forma espiralada ou curvada).

Quanto à coloração, dividem-se em gram-positivos e gram-negativos.

- gram-positivos: são as que retêm a genciana ou o violeta cristal, quando submetidas à ação descolorante do álcool, apresentando a cor azul.

- gram-negativos: são as que não fixam a genciana ou o violeta cristal, apresentando a cor rósea.

Quanto à necessidade ou não de ar ou oxigênio para manter a vida são classificadas em aeróbias e anaeróbias totais ou parciais, sendo as primeiras exigentes de oxigênio e as segundas não.

Podem ser móveis, encapsuladas ou esporogênicas, produzir diversas atividades bioquímicas e enzimáticas e, por fim, saprófitas ou patogênicas, apesar de, na atualidade, preferir chamar as saprófitas de oportunistas.

Compreendem, também, os *mycoplasmas*, sem membranas celulares e os *actinomyces*, cujas formas são filamentosas e ramificadas.

Além das três formas básicas, existem bactérias estreladas (gênero *Stella*); bactérias quadradas e planas (arqueobactérias halofílicas) do gênero *Haloarcula;* bactérias triangulares entre outras.

Portanto, são micro-organismos procariontes, sem membrana nuclear e outras estruturas intracelulares observadas nos eucariontes. São divididas em dois grandes grupos: *Eubactérias* e *Arqueobactérias.*

Também existem as bactérias intracelulares obrigatórias que é um grupo de bactérias que se caracteriza pela incapacidade de reprodução na ausência de células vivas. Destacando-se, nesse grupo, os gêneros *Chlamydia* e *Rickettsia.*

Isso sem mencionar os micoplasmas que reúnem os micro-organismos que se distinguem das verdadeiras bactérias por não possuírem parede celular.

O Reino Monera pode ser dividido nos seguintes grupos: cocos gram-positivos, cocos gram-negativos, bacilos gram-positivos, bacilos gram-negativos, espiroquetas, micoplasmas, clamídias, organismos anaeróbios e outros.

Em suma, este capítulo apresentará somente os micro-organismos de importância médica tendo como princípio as suas famílias.

FAMÍLIA ENTEROBACTERIACEAE

Família de bactérias, em forma de bastonetes, que consiste em micro-organismos gram-negativos, anaeróbios facultativos, constituídos, normalmente, de células móveis peritriquicamente flagelados, sendo alguns encapsulados.

Com base na similaridade de seu material genético e em suas características bioquímicas é que foram classificados os gêneros e as espécies dessa família. Geralmente é chamada de *Enterobacteriaceae* ou **entéricos**.

Esta família inclui um grupo de bactérias que habitam o sistema digestório dos seres humanos e de outros animais. Algumas espécies são residentes permanentes, outras são encontradas somente em uma fração da população, e outras ainda estão presentes somente como agentes de doenças.

Entre os patógenos de importância médica desta família, serão citados apenas alguns gêneros, considerados como mais importantes.

▸ *Enterobacter*

Gênero de bactérias, de forma livre, em forma de bastonetes entéricos, que consiste em micro-organismos gram-negativos, anaeróbios facultativos, formadores de flagelos, encontrados no intestino grosso dos seres humanos e de outros animais.

As espécies de *Enterobacter* são móveis e raramente causam doença primária no ser humano, mas, com frequência, colonizam pacientes hospitalizados, especialmente em associação de tratamento com antibióticos.

É o agente etiológico de infecção urinária, pneumonia e meningite hospitalar, supuração e septicemia em queimado; geralmente apresenta resistência a múltiplos antibióticos e infecta paciente em estado clínico grave.

▸ *Escherichia*

Gênero de bactérias, de vida livre, em forma de bastonetes entéricos, que consiste em micro-organismos gram-negativos, anaeróbios facultativos, encontrados na flora normal do íleo e do cólon dos seres humanos e de outros animais.

Estes micro-organismos não são patogênicos ou são patogênicos oportunistas. Eles são membros do grupo de *bactérias coliformes*; sua presença nos suprimentos de água, serve de referência como indicador de contaminação fecal.

Escherichia coli

É a espécie de bactéria mais isolada na microbiologia. Mesmo não sendo normalmente considerada patogênica, pode ser responsável por infecção urinária; enterite; meningite neonatal; pneumonia e septicemia hospitalar; endoftalmite; artrite séptica; endocardite; e abscesso hepático e cerebral.

Certas linhagens produzem enterotoxinas que, em geral, causam a diarreia do viajante e, ocasionalmente, causam várias doenças graves de origem alimentar.

A transmissão da doença intestinal ocorre comumente pela rota fecal-oral, com alimentos contaminados e água, servindo como veículo para a transmissão. Pelo menos cinco tipos de infecção intestinal que diferem nos mecanismos patogênicos têm sido identificados.

a) ***Escherichia coli enterotoxigênica (ETEC):*** as ETECs são a causa mais comum de diarreia infantil e dos viajantes. A transmissão acontece pela ingestão de alimentos ou água contaminada com dejetos humanos ou pelo contato de pessoa a pessoa.

b) ***Escherichia coli enteropatogênica (EPEC):*** as EPECs são uma causa importante de diarreia em crianças, especialmente em locais com condições sanitárias precárias. Os recém-nascidos adquirem a infecção durante o nascimento ou *in utero*.

c) ***Escherichia coli entero-hemorrágica (EHEC):*** as EHECs ligam-se às células no intestino grosso, na qual produzem uma exotoxina (verotoxina ou toxina do tipo Shiga), que causa uma grave diarreia abundante e com sangue (colite hemorrágica) na ausência tanto de invasão da mucosa como de inflamação. Acomete com gravidade, principalmente, crianças e idosos.
d) ***Escherichia coli enteroinvasivas (EIEC):*** as EIECs causam uma síndrome tipo disenteria com febre e fezes sanguinolentas, principalmente, os jovens e adultos.
e) ***Escherichia coli enteroaderente (EAEC):*** as EAECs causam a diarreia dos viajantes e a diarreia persistente em crianças pequenas.

▸ *Klebsiella*

Gênero de bactérias, em forma de bastonetes, que consiste em micro-organismos gram-negativos, aeróbios e anaeróbios facultativos, constituídos de pequenos bacilos, não móveis, que apresentam uma cápsula avolumada.

Estas bactérias são encontradas no trato intestinal humano e de outros animais. Suas espécies são uma causa frequente de infecções urinárias, pulmonares nosocomiais e infecções de feridas.

Klebsiella oxytoca

Espécie de bactéria, em forma de bastonete, que consiste em micro-organismo gram-negativo, não móvel, que apresenta uma cápsula avolumada.

Espécie responsável por cerca de 8 a 16% das infecções hospitalares, infecções urinárias, septicemia, broncopneumonia e pneumonia lombar necrosante em indivíduos comprometidos por alcoolismo, diabetes ou doença pulmonar obstrutiva crônica.

Klebsiella pneumoniae

Espécie de bactéria, em forma de bastonete, que consiste em micro-organismo gram-negativo, não móvel, que apresenta uma cápsula avolumada.

Agente etiológico da septicemia, pneumonia lombar necrosante em indivíduos que sofrem de alcoolismo crônico, diabetes, doença pulmonar obstrutiva crônica, broncopneumonia, infecção urinária e bacteremia.

Responsável por cerca de 8 a 16% das infecções hospitalares (infecções nosocomiais).

Espécie de bactéria encontrada no solo, na água, nos cereais, nos seres humanos e em outros animais.

Klebsiella rhinoscleromatis

Espécie de bactéria, em forma de bastonete, que consiste em micro-organismo gram-negativo, não móvel, que apresenta uma cápsula avolumada.

Agente etiológico da rinoscleroma. Responsável pelo escleroma, doença granulomatosa crônica, que compromete as fossas nasais, faringe, laringe, ouvido e brônquios.

Klebsiella ozaenae

Espécie de bactéria, em forma de bastonete, que consiste em micro-organismo gram-negativo, não móvel, que apresenta uma cápsula avolumada.

Espécie isolada de paciente com ozena e rinite atrófica crônica.

▸ *Proteus*

Gênero de bactérias, em forma de bastonetes, que consiste em micro-organismos gram-negativos, anaeróbios facultativos, pleomórficos, ativamente móveis.

Estes micro-organismos decompõem a ureia rapidamente e transformam a fenilalanina em ácido fenilpirúvico.

Estas bactérias são encontradas no esgoto, no solo, nos vegetais, no intestino dos seres humanos e de outros animais; e suas espécies são responsáveis por infecções urinárias e diversas infecções hospitalares.

Proteus mirabilis

Espécie de bactéria, em forma de bastonete, que consiste em micro-organismo gram-negativo, pleomórfico, ativamente móvel.

Esta espécie é a mais frequentemente isolada de material clínico humano e uma causa predominante de infecções do trato urinário.

Espécie encontrada em material clínico humano, no solo e no esgoto.

Proteus morganni

Espécie de bactéria, em forma de bastonete, que consiste em micro-organismo gram-negativo, pleomórfico, ativamente móvel.

Esta espécie é uma causa importante de infecções do trato urinário e um patógeno oportunista, causando infecções secundárias no sangue, no trato respiratório e em feridas.

Chamada também de *Salmonella morganni* e *Morganella morganni*.

Proteus vulgaris

Espécie de bactéria, em forma de bastonete, que consiste em micro-organismo gram-negativo, pleomórfico, ativamente móvel.

Esta espécie é uma causa comum de gastrenterite, infecção urinária, pleurite, peritonite e abscesso.

É uma espécie muito disseminada, encontrada em matéria fecal, no esgoto e no solo.

▸ *Salmonella*

Gênero de bactérias, em forma de bastonetes, que consiste em micro-organismos gram-negativos, anaeróbios facultativos, não formadores de esporos, geralmente móveis com flagelos peritríquicos, parasitam no intestino de mamíferos, aves, répteis e artrópodes.

Os membros deste gênero podem causar uma variedade de doenças. A espécie *Salmonella typhi*, é a única espécie exclusivamente patogênica dos seres humanos, enquanto outras são associadas a várias espécies de animais e de alimentos. A transmissão fecal-oral ocorre e pode envolver carreadores crônicos.

Salmonella typhi

Espécie de bactéria, em forma de bastonete, que consiste em micro-organismo gram-negativo, não formador de esporo.

Agente etiológico da febre tifoide, tromboflebite, pneumonia, meningite, endocardite, osteomielite e salmonelose septicêmica prolongada.

Espécie encontrada no intestino dos seres humanos.

Salmonella choleraesuis

Espécie de bactéria, em forma de bastonete, que consiste em micro-organismo gram-negativo, não formador de esporo.

É uma espécie encontrada no porco; e nos seres humanos provoca septicemia e salmonelose septicêmica prolongada.

Salmonella enteritidis

Espécie de bactéria, em forma de bastonete, que consiste em micro-organismo gram-negativo, não formador de esporo.

Espécie encontrada nas aves, mamíferos, roedores e répteis. E suas subespécies *Salmonella enteritidis paratyphi* A e *Salmonella enteri-*

tidis paratyphi C são agentes da febre paratifoide, empiema e abscesso hepático.

A subespécie *Salmonella enteritidis kottbus*, veiculada por leite humano contaminado, causa meningite e infecção hospitalar.

Outras causas de contaminações nos seres humanos: enterocolite, septicemia, meningite, endocardite, osteomielite e salmonelose septicêmica prolongada.

Serratia

Gênero de bactérias, em forma de bastonetes, que consiste em micro-organismos gram-negativos, anaeróbios facultativos, móveis, peritriquicamente flagelados, às vezes encapsulados.

Responsável por diversas infecções hospitalares, originadas da manipulação de instrumentos diagnósticos ou terapêuticos contaminados, como septicemia, ferida, broncopneumonia, infecção urinária, artrite séptica, endocardite e osteomielite.

Estes micro-organismos são encontrados no solo, em plantas e na água.

Shigella

Gênero de bactérias, em forma de bastonetes, que consiste em micro-organismos gram-negativos, anaeróbios facultativos, não móveis e não capsulados.

As bactérias deste gênero são normalmente disseminadas de pessoa para pessoa, sendo os sanitários a maior concentração dos micro-organismos. As moscas, a água e os alimentos contaminados podem, também, transmitir a doença.

Os micro-organismos deste gênero são parasitos exclusivos dos seres humanos e responsáveis por shigelose; principalmente as espécies *Shigella dysenteriae, Shigella flexnerii, Shigella sonnei* e *Shigella boydii.*

Espécies encontradas nas fezes de pacientes, na água e em alimentos como ovos, queijo e camarão. Todas as espécies causam disenteria.

▸ *Yersinia*

Gênero de bactérias, em forma de bastonetes ou ovoides, que consiste em micro-organismos gram-negativos, anaeróbios facultativos, primariamente patogênicos para determinadas espécies de animais selvagens e domésticos. Sendo assim, estas infecções são zoonoses, e passíveis de infectar os seres humanos.

Este gênero inclui três espécies de importância médica, sendo duas potencialmente patogênicas do sistema digestório. Além da peste pode causar gastrenterite, linfadenite mesentérica, artrite, septicemia entre outras.

Yersinia pestis

Espécie de bactéria, que consiste em micro-organismo gram-negativo, anaeróbio facultativo, pertencente à família *Enterobacteriaceae.*

Agente etiológico da peste bubônica e da peste pneumônica em seres humanos, ratos, esquilos terrestres e outros roedores, transmitida de rato a rato e de rato ao ser humano pela pulga do rato, e do ser humano ao ser humano pelo piolho do corpo humano. A peste é, predominantemente, uma zoonose com distribuição mundial.

Esse micro-organismo pode infectar diversos mamíferos. Os ratos, por exemplo, são reservatórios comuns em áreas urbanas de alguns países, sendo chamada de *peste urbana.*

Nos Estados Unidos da América, a peste é encontrada predominantemente em áreas selvagens, nas quais os cães da pradaria e os esquilos são os reservatórios mais importantes da *peste silvestre.*

A peste também pode ser transmitida pela ingestão de tecidos dos animais contaminados ou por via respiratória, sendo chamada de *peste pneumônica.*

A *peste bubônica* é uma zoonose de roedores domésticos e silvestres, transmissível aos seres humanos pela picada da pulga do rato, *Xenopsylla cheopis,* previamente infectada.

Entretanto, os seres humanos quase sempre são hospedeiros acidentais e terminais. Os principais sintomas desta doença são febre alta, calafrio, cefaleia, mialgia e fraqueza que evolui para prostração.

Yersinia enterocolitica

Espécie de bactéria, que consiste em micro-organismo gram-negativo, anaeróbio facultativo, pertencente à família *Enterobacteriaceae.*

As manifestações da doença humana incluem enterocolite, poliartrite e septicemia, principalmente em paciente diabético, anêmico, cirrótico, neoplásico e geriátrico.

Nos seres humanos, a transmissão ocorre a partir de cães e porcos, água e chocolate com leite.

Espécie encontrada nos lagos e rios dos Estados Unidos da América e da Europa, em animais selvagens e domésticos, e nos alimentos.

Yersinia pseudotuberculosis

Espécie de bactéria, que consiste em micro-organismo gram-negativo, anaeróbio facultativo, pertencente à família *Enterobacteriaceae.*

Nos seres humanos, causa pseudotuberculose do abdome, ou seja, adenite mesentérica, mimetizando a apendicite aguda. Sua virulência e patogênese resultam de uma endotoxina e de sua capacidade de invadir e sobreviver intracelularmente. Em casos raros, ocorre eritema nodoso e septicemia.

A infecção que a *Yersinia pseudotuberculosis* causa resulta em lesões ulcerativas na porção terminal do íleo, em lesões necróticas das células de Peyer e no inchamento dos linfonodos mesentéricos.

Espécie encontrada em animais selvagens, animais domésticos, em pássaros, na água e no leite.

▸ *Citrobacter*

Gênero de bactérias, em forma de bastonetes, que consiste em micro-organismos gram-negativos, anaeróbios facultativos, móveis. Estes micro-organismos são encontrados na água, nos alimentos, nas fezes, na urina e em indivíduos assintomáticos.

As espécies *Citrobacter freundii*, *Citrobacter diversus* e *Citrobacter amalonaticus* são responsáveis por infecção urinária, meningite, abscesso cerebral em recém-nascido, septicemia e infecções hospitalares.

▸ *Edwardsiella*

Gênero de bactérias, em forma de bastonetes, que consiste em micro-organismos gram-negativos, anaeróbios facultativos, que são, na sua maioria, móveis, com flagelos peritríquicos.

São micro-organismos patogênicos para animais aquáticos, e patógeno oportunista ocasional para os seres humanos.

Edwardsiella tarda

Espécie de bactéria, em forma de bastonete, que consiste em micro-organismo gram-negativo, anaeróbio facultativo.

Nos seres humanos, produz gastrenterite, meningite, septicemia e abscesso hepático.

Bactéria encontrada em diversas espécies de animais.

▸ *Providencia*

Gênero de bactérias, em forma de bastonetes, que consiste em micro-organismos gram-negativos, anaeróbios facultativos, móveis.

Gênero de bactérias, responsável por infecção urinária, septicemia, pneumonia, supuração de ferida e queimadura em hospitalizado.

FAMÍLIA PASTEURELLACEAE

Família de bactérias, em forma de bastonetes, que consiste em micro-organismos gram-negativos, anaeróbios facultativos, não móveis, que ocorrem como parasitas em mamíferos e aves.

É a terceira família de importância médica entre os bastonetes e incluem os gêneros *Pasteurella, Haemophilus, Streptobacillus* entre outros.

▸ *Pasteurella*

Gênero de bactérias, em forma de bastonetes a ovoides, que consiste em micro-organismos gram-negativos, anaeróbios facultativos, não móveis.

São bactérias encontradas na nasofaringe, trato intestinal dos mamíferos domésticos, mamíferos selvagens e nas aves.

As infecções humanas por *Pasteurella* podem ser associadas ou não à mordedura e contatos com animais. Assim, as infecções (pasteurelose) são consideradas zoonoses.

Pasteurella multocida

Espécie de bactéria, que consiste em micro-organismo gram-negativo, anaeróbio facultativo não móvel.

Esta espécie é transmitida aos seres humanos por mordidas de cães e gatos. Sendo o principal patógeno humano deste gênero, pode causar doença ou infecção assintomática.

▸ *Haemophilus*

Gênero de bactérias, em forma de bastonetes ou cocobacilos, que consiste em micro-organismos gram-negativos, aeróbios e anaeróbios facultativos. São bactérias encontradas no trato respiratório superior dos seres humanos.

Gênero de bactérias patogênicas muito importantes da microbiologia médica. Há duas formas de grafia desta palavra: *Haemophilus* e *Hemophilus*.

Haemophilus influenzae

Espécie de bactéria, que consiste em micro-organismo gram--negativo.

Espécie responsável por meningite em crianças de dois a quatro anos, broncopneumonia, endocardite e sinusite.

Haemophilus parainfluenzae

Espécie de bactéria, que consiste em micro-organismo gram-negativo.

Espécie responsável por meningite, endocardite, pneumonia, faringite, otite média e septicemia.

Haemophilus vaginalis

Espécie de bactéria, que consiste em micro-organismo gram-negativo.

Espécie causadora de vaginite não específica, uretrite, febre puerperal e septicemia.

Haemophilus ducreyi

Espécie de bactéria, que consiste em micro-organismo gram-negativo.

Agente etiológico do cancroide (cancro mole). Doença ulcerativa sexualmente transmissível. Além das lesões genitais dolorosas, pode haver linfadenopatia inguinal.

▸ *Streptobacillus*

Gênero de bactérias, em forma de bastonetes, que consiste em micro-organismos gram-negativos, anaeróbios facultativos, constituídos de organismos que podem ser altamente pleomórficos, variando de bastões isolados com dilatação central a cadeias ou filamentos que se assemelham a colares de contas.

O gênero contém uma única espécie a *Streptobacillus monilliformis*, conhecida também pelo nome de *Haverhillia multiformis*.

Streptobacillus monilliformis

Espécie de bactéria, em forma de bastonete, que consiste em micro-organismo gram-negativo, anaeróbio facultativo.

Agente etiológico da febre de Haverhill, causada pela mordedura de ratos ou de outros animais infectados.

A disseminação da infecção para o sangue e linfonodos causa linfadenopatia, erupção e artralgia.

Após um período de incubação de sete a dez dias, há uma manifestação de febre, cefaleia e mialgia. As complicações incluem endocardite e pneumonia.

FAMÍLIA VIBRIONACEAE

Família de bactérias, em forma de bastonetes, que consiste em micro-organismos gram-negativos, anaeróbios facultativos, uns retos e outros são ligeiramente curvos, móveis.

São bactérias encontradas principalmente em hábitats aquáticos. *Vibrio* é o gênero mais importante da família.

▸ *Vibrio*

Gênero de bactérias, em forma de bastonetes, que consiste em micro-organismos gram-negativos, anaeróbios facultativos, móveis, uns retos e outros são ligeiramente curvados.

São bactérias encontradas no solo, na água doce ou salgada. Porém, o seu hábitat principal é o aquático.

São bactérias helicoidais que, por sua vez, não fazem uma volta ou curvatura completa.

Vibrio cholerae

Espécie de bactéria, em forma de bastonete, que consiste em micro-organismo gram-negativo, anaeróbio facultativo, móvel.

Agente etiológico da cólera. A doença é caracterizada por uma diarreia profusa e bastante líquida.

Vibrio parahaemolyticus

Espécie de bactéria, em forma de bastonete, que consiste em micro-organismo gram-negativo, anaeróbio facultativo, móvel.

Espécie responsável por gastrenterite no Japão.

Geralmente habita em águas costeiras salinas e é transmitida para os seres humanos, principalmente através de crustáceos e mariscos crus ou malcozidos e alimentos crus.

FAMÍLIA NEISSERIACEAE

Família de bactérias, em forma de cocos ou bastonetes, que consiste em micro-organismos gram-negativos, aeróbios e anaeróbios facultativos, que ocorrem isoladamente ou aos pares, cadeias curtas ou massas.

▸ *Neisseria*

Gênero de bactérias, em forma de cocos, que consiste em micro-organismos gram-negativos, aeróbios e anaeróbios facultativos, que habitam no trato respiratório superior dos seres humanos e de outros animais.

O gênero inclui os gonococos, os vários tipos de meningococos, as formas pigmentadas ocasionalmente associadas a meningite e as várias espécies saprofíticas, porém, não patogênicas.

Neisseria gonorrhoeae

Espécie de bactéria, em forma de coco, que consiste em micro-organismo gram-negativo.

Agente etiológico da gonorreia, infecção que no sexo masculino se manifesta como uretrite aguda, acompanhada de disúria e secreção uretral purulenta.

No sexo feminino, as infecções não complicadas são assintomáticas.

Parasita exclusivo dos seres humanos.

Neisseria meningitidis

Espécie de bactéria, em forma de coco, que consiste em micro-organismo gram-negativo.

Agente etiológico da meningite meningocócica e meningococemia.

Parasita exclusivo dos seres humanos, encontrado na nasofaringe de indivíduo assintomático.

Também chamada como meningococo.

▸ *Brucella*

Gênero de bactérias, em forma de pequenos cocobacilos ou curtos bastonetes, que consiste em micro-organismos gram-negativos, aeróbios, não móveis.

São patógenos primários dos porcos, vacas, carneiros, cabras e cães, passíveis de serem transmitidos aos seres humanos, causando a brucelose.

▸ *Bordetella*

Gênero de bactérias, em forma de diminutos cocobacilos, que consiste em micro-organismos gram-negativos, aeróbios. São parasitas e patógenos do trato respiratório dos seres humanos e de outros animais que produzem uma toxina dermonecrótica.

Bordetella bronchiseptica

Espécie de bactéria, que consiste em micro-organismo gram--negativo, anaeróbio.

Agente causal secundário da bronquite infecciosa dos cães, causador de infecção respiratória em pequenos animais, como cobaias e coelhos; e raramente responsável por alguma infecção humana semelhante à coqueluche.

Bordetella pertussis

Espécie de bactéria, que consiste em micro-organismo gram--negativo, anaeróbio.

Agente etiológico da coqueluche (*pertussis*), encontrado apenas no sistema respiratório dos seres humanos.

Bordetella parapertussis

Espécie de bactéria, que consiste em micro-organismo gram--negativo, anaeróbio.

Esta espécie é imunologicamente relacionada com a *Bordetella pertussis*. Ocasionalmente, causa coqueluche clássica e uma infecção respiratória aguda clinicamente indistinguível de coqueluche branda e moderada (*parapertussis*).

Chamada também de *Haemophilus parapertussis.*

▸ *Francisella*

Gênero de bactérias, em forma de bastonetes, que consiste em micro-organismos gram-negativos, aeróbios, não móveis, pleomórficos (altamente irregulares), que crescem somente em meios complexos enriquecidos com sangue e tecidos extras.

Francisella tularensis

Espécie de bactéria, em forma de bastonete, que consiste em micro-organismo gram-negativo, anaeróbio, não móvel, pleomófico.

Agente etiológico da tularemia, patógeno primário para roedores, mamíferos e artrópodes.

Adquirida pelos seres humanos por contato com tecidos ou secreções de animais infectados, mordedura de animais, ingestão de água ou alimentos contaminados e inalação de aerossóis infectados.

FAMÍLIA LEPTOSPIRACEAE

Família de bactérias em formas helicoidais flexíveis, da ordem *Spirochaetales,* que consiste em micro-organismos aeróbios, e utilizam ácidos graxos ou álcoois de cadeia longa para crescimento. Família de um único gênero.

▸ *Leptospira*

Gênero de bactérias, em forma helicoidal flexível, que consiste em micro-organismos gram-negativos, aeróbios, aptos a sobreviverem em água, com extremidades em forma de gancho que são visíveis em microscopia de campo escuro.

É o único gênero desta família.

Leptospira autumnalis

Espécie de bactéria, em forma helicoidal flexível, que consiste em micro-organismo gram-negativo, com extremidades em forma de gancho, aeróbio, apto a sobreviver em água.

Agente etiológico da febre de outono ou febre pré-tibial.

Leptospira canicola

Espécie de bactéria, em forma helicoidal flexível, que consiste em micro-organismo gram-negativo, com extremidades em forma de gancho, aeróbio, apto a sobreviver em água.

Agente etiológico da doença de Stuttgart em cães e da febre canícola no ser humano.

Leptospira grippotyphosa

Espécie de bactéria, em forma helicoidal flexível, que consiste em micro-organismo gram-negativo, com extremidades em forma de gancho, aeróbio, apto a sobreviver em água.

Esta espécie é um dos agentes etiológicos da leptospirose.

Leptospira icterohaemorhagiae

Espécie de bactéria, em forma helicoidal flexível, que consiste em micro-organismo gram-negativo, com extremidades em forma de gancho, aeróbio, apto a sobreviver em água.

Esta espécie é um dos agentes etiológicos da leptospirose, em comum com outras espécies.

Leptospira interrogans

Espécie de bactéria, em forma helicoidal flexível, que consiste em micro-organismo gram-negativo, com extremidades em forma de gancho, aeróbio, apto a sobreviver em água.

Esta espécie é o principal agente etiológico da leptospirose, e causadora de infecção aguda generalizada de animais selvagens e domésticos, passível de ser transmitida aos seres humanos.

FAMÍLIA SPIROCHAETACEAE

Família de bactérias da ordem *Spirochaetales*, que consiste em micro-organismos móveis delgados, ondulares, que ocorrem na forma de espirais com uma ou mais voltas completas na hélice.

Serão apenas citados desta família os gêneros *Treponema* e *Borrelia*.

▸ *Treponema*

Gênero de bactérias, em forma helicoidal, que consiste em micro-organismos gram-negativos, rígidos. São bactérias com algumas espécies patogênicas, e parasitam nos seres humanos e em outros animais.

Treponema pallidum

Espécie de bactéria, em forma helicoidal, que consiste em micro-organismo gram-negativo, rígido.

Agente etiológico da sífilis. Multiplica-se no local da infecção inicial e dissemina-se pela linfa até o sangue, depois uma úlcera dura (cancro) se forma surgindo em seguida lesão secundária. Esta consiste em um exantema maculopapular avermelhado, observada primariamente em torno do ânus e na genitália (*condiloma*); nas axilas e na boca.

As lesões secundárias podem ser acompanhadas de envolvimento sistêmico, como hepatite sifilítica, meningite, nefrite ou coriorretinite. Em uma determinada percentagem de pessoas infectadas, a doença progride para um estágio terciário, caracterizado por alterações degenerativas do sistema nervoso, lesões cardiovasculares e/ou desenvolvimento de lesões granulomatosas (*goma*) no fígado, na pele e nos ossos.

Treponema pertenue

Espécie de bactéria, em forma helicoidal, que consiste em micro-organismo gram-negativo, rígido.

Agente etiológico da bouba.

Treponema carateum

Espécie de bactéria, em forma helicoidal, que consiste em micro-organismo gram-negativo, rígido.

Agente etiológico da treponematose, conhecida popularmente como pinta.

▸ *Borrelia*

Gênero de bactérias, em forma helicoidal, que consiste em micro-organismos gram-negativos, anaeróbios, com espiras grosseiras, rasas, irregulares rodeando uma substância fibrilar central, apresenta plasmídeo e ADN cromossômico linear e não circular.

São micro-organismos parasitas, vivendo em membranas mucosas, e são causa de febre recorrente em seres humanos e outros animais.

Borrelia burgdorferi

Espécie de bactéria, em forma helicoidal, que consiste em micro-organismo gram-negativo, anaeróbio.

Agente etiológico da doença de Lyme, transmitida aos seres humanos pela picada de um pequeno carrapato do gênero *Ixodes*. Depois de um determinado tempo após a picada, surge uma lesão vermelha, circular com um centro claro (eritema crônico migratório) acompanhado de sintomas gripais frequentes.

Este micro-organismo dissemina-se pela linfa ou pelo sangue ao musculoesquelético; pele; sistema nervoso central; coração; e outros órgãos e tecidos.

Entre semanas a meses após o contágio, surge o segundo estágio da enfermidade, com sintomas como artralgia, artrite, complicações cardíacas e neurológicas como meningite.

Após meses a anos, surge o terceiro estágio, como aparecimento de artrite crônica e doença progressiva do sistema nervoso central.

Borrelia recurrentis

Espécie de bactéria, em forma helicoidal, que consiste em micro-organismo gram-negativo, anaeróbio.

Agente etiológico da febre recorrente epidêmica. Doença transmitida de um ser humano a outro pela espécie de piolho, *Pediculus humanus*.

A febre recorrente é caracterizada por diversos ciclos de recuperação aparente, cada qual seguido por uma recidiva. Essa capacidade responde pela natureza recidivante da doença, pois a cada recidiva surge uma nova variante antigênica.

Borrelia duttonii, Borrelia hispanica e outras

Espécie de bactéria, em forma helicoidal, que consiste em micro-organismo gram-negativo, anaeróbio.

Agente etiológico da febre recorrente endêmica. A enfermidade é transmitida aos seres humanos por carrapato, que ocorre na maior parte do mundo. É passada do carrapato-mãe a sua progênie.

São transmitidas por carrapatos do gênero *Ornithodoros* e causam a febre recorrente endêmica do carrapato.

Os óbitos pela doença endêmica são raros, mas, durante as epidemias em ambientes aglomerados, com má higiene e/ou infectados de piolhos, podem ser de até 30% se não tratada.

Portanto, se faz necessário fazer uma distinção entre a febre recorrente endêmica e a epidêmica.

FAMÍLIA RICKETTSIACEAE

Família de bactérias da ordem *Rickettsiales*, constituída de micro-organismos em forma de bastonetes, elipsoides, cocoides ou em forma de diplococos, frequentemente pleomórficos, que, muitas vezes, ocorrem intracelularmente em artrópodes, pelos quais eles são transmitidos aos seres humanos e outros animais, causando doença.

▸ *Rickettsia*

Gênero de bactérias, em forma de bastonetes e cocoides, que consiste em micro-organismos gram-negativos, muitas vezes pleomórficos.

As espécies de bactérias desse gênero possuem paredes celulares típicas, não possuem flagelos e multiplicam-se somente dentro de células hospedeiras.

Ocorrem intracitoplasmaticamente ou livres na luz do tubo digestivo em piolhos, pulgas, carrapatos e ácaros, pelos quais são transmitidos aos seres humanos e outros animais.

São bactérias encontradas em roedores e carnívoros, transmitidas aos seres humanos pela picada de piolhos, pulgas e carrapatos. Causam as febres maculosas e tifo exantemático (doença tsutsugamushi).

Rickettsia prowazeki

Espécie de bactéria, que consiste em micro-organismo gram--negativo.

Agente etiológico do tifo epidêmico, transmitida por piolhos, *Pediculus humanus,* através de fezes infectadas e ar contaminado com fezes secas.

Rickettsia typhi

Espécie de bactéria, que consiste em micro-organismo gram--negativo.

Agente etiológico do tifo murino, transmitida pela pulga do rato, *Xenopsylla cheopsis,* através de fezes contaminadas sobre pele lesada e mucosa.

Rickettsia rickettsii

Espécie de bactéria, que consiste em micro-organismo gram--negativo.

Agente etiológico da Febre Maculosa das Montanhas Rochosas, transmitida pela picada de carrapatos dos gêneros *Dermacentor, Amblyomma, Haemaphysalis, Rhipicephalus* e *Ixodes.* Chamada também de *Dermacentroxenus rickettsii.*

FAMÍLIA CHLAMYDIACEAE

Família de bactérias, da ordem *Chlamydiales,* que consiste em pequenos micro-organismos gram-negativos, cocoides, que têm um exclusivo ciclo de desenvolvimento obrigatoriamente intracelular e são incapazes de sintetizar ATP.

Os micro-organismos são parasitas dos seres humanos e de outros vertebrados, sendo capazes de produzir uma variedade de doenças.

▸ *Chlamydia*

Gênero de bactérias, em forma de cocos, que consiste em micro-organismos gram-negativos, que se multiplicam apenas dentro de uma célula hospedeira e têm um ciclo exclusivo de crescimento.

São patógenos que produzem várias doenças nos seres humanos e em outros animais.

Chlamydia trachomatis

Espécie de bactéria, em forma de coco, que consiste em micro-organismo gram-negativo.

Parasita exclusivo dos seres humanos e dos camundongos.

Responsável por linfogranuloma venéreo, tracoma, infecções oculares neonatais, conjuntivite de inclusão e pneumonia.

Chlamydia psittaci

Espécie de bactéria, em forma de coco, que consiste em micro-organismo gram-negativo.

Agente etiológico da psitacose, doença de pássaros transmitida aos seres humanos por inalação de poeira contaminada com fezes secas de pássaros ou pelo manuseio de aves infectadas.

Espécie de bactéria encontrada nas aves.

FAMÍLIA MYCOPLASMATACEAE

Família de bactérias da ordem *Mycoplasmatales*, que consiste em micro-organismos gram-negativos, que exigem um esterol para crescimento.

Reúne micro-organismos que se distinguem das verdadeiras bactérias por não possuírem parede celular. Fazem parte dessa família os gêneros *Mycoplasma* e *Ureaplasma*.

▸ *Mycoplasma*

Gênero de bactérias, em forma esférica a ovoide, que consiste em micro-organismos gram-negativos, aeróbios e anaeróbios facultativos, altamente pleomórficos.

São bactérias limitadas por uma membrana única com três camadas, mas, por não possuírem parede celular se distinguem das verdadeiras bactérias.

Estes micro-organismos são encontrados no trato respiratório e urogenital dos seres humanos.

Mycoplasma pneumoniae

Espécie de bactéria, que consiste em micro-organismo gram-negativo, altamente pleomórfico.

Responsável por infecção do trato respiratório, pericardite, meningite e encefalite.

Espécie encontrada na orofaringe e ouvido de indivíduo assintomático.

Mycoplasma hominis

Espécie de bactéria, que consiste em micro-organismo gram-negativo, altamente pleomórfico.

Responsável por vaginite, cervicite, conjuntivite e meningite em recém-nascido, endometrite, aborto, infecção puerperal, e pneumonia.

Espécie encontrada no trato genital e orofaringe de indivíduo assintomático.

▸ *Ureaplasma*

Gênero de bactérias, que consiste em micro-organismos gram-negativos, pleomórficos, que não possuem uma parede celular e que hidrolisam ureia.

Gênero de bactérias encontradas no trato genital e orofaringe de indivíduos assintomáticos.

Ureaplasma urealyticum

Espécie de bactéria responsável por uretrite não gonocócica do sexo masculino, vesiculite, epididimite, conjuntivite em recém-nascido, meningite e pneumonia.

FAMÍLIA MICROCOCCACEAE

Família de bactérias, em forma de cocos, que consiste em micro-organismos gram-positivos, aeróbios e anaeróbios facultativos, que se dividem, primariamente, em dois ou três planos, os quais, às vezes, permanecem em contato após a divisão para formar agregados ou cachos.

Os gêneros dessa família incluem *Micrococcus, Staphylococcus* e *Sarcina.*

▸ *Staphylococcus*

Gênero de bactérias, em forma de cocos, que consiste em micro-organismos gram-positivos, anaeróbios facultativos, dispostos em grumos irregulares semelhantes a cachos de uva, não móveis, geralmente não encapsulados.

Estas bactérias são encontradas no ambiente, na pele e nas membranas mucosas dos sistemas respiratório e digestório dos seres humanos e de outros animais.

Staphylococcus aureus

Espécie de bactéria encontrada nas mãos, períneo e trato respiratório superior em cerca de 50 a 70% de indivíduos normais.

Responsável por impetigo, furúnculo, abscesso, osteomielite, artrite infecciosa e intoxicação alimentar.

Staphylococcus epidermidis

Espécie em forma de cocos predominantemente na flora cutânea humana.

Responsável por abscesso, infecção urinária, otite média e endocardite.

FAMÍLIA MYCOBACTERIACEAE

Família de bactérias, em forma de bastonetes, que consiste em micro-organismos gram-positivos, aeróbios, ligeiramente curtos ou retos, às vezes ramificados.

São bactérias encontradas no solo, na água e laticínios, e como parasitas nos seres humanos e em outros animais.

▸ *Mycobacterium*

Gênero de bactérias, em forma de bastonetes, que consiste em micro-organismos gram-positivos, aeróbios, não formadores de esporos, ligeiramente curvos ou retos, predominantemente de crescimento lento, algumas vezes ramificados e filamentosos, e distinguidas pela coloração acidorresistente.

Este gênero tem muitas espécies, incluindo as espécies altamente patogênicas que causam a tuberculose.

Estas bactérias são encontradas no solo, na água, nos alimentos, nos seres humanos e em outros animais.

Mycobacterium leprae

Espécie de bactéria, em forma de bastonete, que consiste em micro-organismo gram-positivo, aeróbio, não formador de esporo.

Agente etiológico da hanseníase.

Parasita intracelular obrigatório dos seres humanos.

Mycobacterium tuberculosis

Espécie de bactéria, em forma de bastonete, que consiste em micro-organismo gram-positivo, aeróbio, não formador de esporo.

Agente etiológico da tuberculose nos seres humanos e em outros animais.

Mycobacterium bovis

Espécie de bactéria, em forma de bastonete, que consiste em micro-organismo gram-positivo, aeróbio, não formador de esporo.

Espécie de parasita intracelular obrigatória de vacas, cavalos, porcos, gatos, cães e, eventualmente, em seres humanos, nos quais pode provocar a tuberculose.

FAMÍLIA PSEUDOMONADACEAE

Família de bactérias, em forma de bastonetes, que consiste em micro-organismos gram-negativos, aeróbios, retos ou curvos, são móveis com flagelos polares, ocorrendo no solo, em água doce e salgada.

▸ *Pseudomonas*

Gênero de bactérias, em forma de bastonetes, que consiste em micro-organismos gram-negativos, aeróbios, com flagelo polar. São bactérias de grande importância médica, industrial e ambiental.

Muitas espécies desse gênero excretam pigmentos extracelulares, solúveis em água que difundem no seu próprio meio e, geralmente, não oferecem perigo para indivíduos sadios.

Recentemente, com base no ARN ribossomal, várias espécies do gênero *Pseudomonas* foram reclassificadas no gênero *Burkholderia*.

Pseudomonas aeruginosa

Espécie de bactéria, em forma de bastonete, que consiste em micro-organismo gram-negativo, aeróbio, com flagelo polar.

Espécie responsável por diversas infecções hospitalares em paciente imunologicamente deprimido, como infecção urinária, broncopneumonia, septicemia, osteomielite, meningite e diarreia em recém-nascido.

Encontrada no solo, na água não poluída, no esgoto, no intestino dos animais, na água do mar próxima aos dejetos de esgotos ou foz de rios poluídos, e inúmeros reservatórios hospitalares.

Esta espécie produz uma pigmentação solúvel, azul-esverdeada.

Pseudomonas maltophilia

Espécie de bactéria, em forma de bastonete, que consiste em micro-organismo gram-negativo, aeróbio, com flagelo polar.

Espécie responsável por endocardite, septicemia, pneumonia, infecção urinária e meningite.

Espécie encontrada no solo, água não poluída, esgoto, plantas, leite cru ou pasteurizado, peixe congelado e fezes de répteis e de coelhos.

FAMÍLIA BACTEROIDACEAE

Família de bactérias, em forma de bastonetes, que consiste em micro-organismos gram-negativos, anaeróbios obrigatórios, não esporógenos móveis ou não móveis com flagelos peritríquicos.

▸ *Bacteroides*

Gênero de bactérias, em forma de bastonetes, que consiste em micro-organismos gram-negativos, anaeróbios, não formadores de esporos, são imóveis ou móveis, com flagelos peritríquicos.

São bactérias habitantes normais das cavidades oral, respiratória, intestinal e urogenital de seres humanos e de outros animais, e podem constituir as bactérias predominantes do cólon humano normal. Algumas espécies são patógenas em potencial, causando abscesso e bacteremia possivelmente fatais.

Bacteroides fragilis

Espécie de bactéria, que consiste em micro-organismo gram-negativo, anaeróbio, não formador de esporo, mais frequentemente isolado de espécime clínica e o mais resistente aos antibióticos.

Responsável por abscesso pélvico, complicações pós-parto ou pós-aborto, abscesso de mama, osteomielite e gangrena.

Bacteroides melaninogenicus

Espécie de bactéria, que consiste em micro-organismo gram-negativo, anaeróbio, não formador de esporos, que constitui a maior parte das floras oral, vaginal e intestinal.

Juntamente com as espiroquetas são responsáveis, pelo maior número de infecções periodontais e endodontais.

▸ *Fusobacterium*

Gênero de bactérias, de vida livre, em forma de bastonetes entéricos, que consiste em micro-organismos gram-negativos, anaeróbios, não formadores de esporos. Compõem a flora bacteriana normal da cavidade oral, intestinos e trato genital.

Fusobacterium necrophorum

Espécie de bactéria, em forma de bastonete, que consiste em micro-organismo gram-negativo, anaeróbio, não formador de esporos.

Espécie responsável por sinusite, otite média, infecção endodôntica e abscesso hepático.

É uma espécie pleomórfica, encontrada em cavidades corporais normais.

FAMÍLIA STREPTOCOCCACEAE

Família de bactérias, em forma de cocos, que consiste em micro-organismos gram-positivos, anaeróbios facultativos, que geralmente não são móveis, e ocorrem aos pares, em cadeias ou tétrades.

▸ *Streptococcus*

Gênero de bactérias, em forma de cocos, que consiste em micro-organismos gram-positivos, anaeróbios facultativos, dispostos aos pares ou em cadeias de tamanho variáveis, que não são móveis, não formadores de esporos, e homofermentativos.

Esse gênero é amplamente distribuído na água, no pó, na vegetação, no leite e em seus derivados.

Sua classificação é de acordo com a produção de hemólise em três grupos: alfa-hemolítico, beta-hemolítico e não hemolítico (gama) e nas diferenças antigênicas dos polissacarídeos em grupos sorológicos: A, B, C, D, F e G.

Streptococcus pyogenes ou **Grupo A**

Espécie do grupo beta-hemolítico, responsável pela maioria das infecções estreptocócicas nos seres humanos. Encontrados na orofaringe de 10 a 20% de indivíduos assintomáticos.

Agente de infecções como erisipela, escarlatina, faringite, tonsilite, abscesso periamigdalianos, otite, sinusite, meningite, pneumonia e impetigo.

A faringite e a tonsilite, em alguns casos, podem ser acompanhadas por glomerulonefrite ou febre reumática aguda.

Streptococcus agalactiae ou Grupo B

Os *Streptococcus agalactiae* são do grupo beta-hemolítico, isolados de mastite de vacas, do trato genital e intestinal de indivíduos assintomáticos e de um-terço das secreções vaginais de mulheres no terceiro trimestre da gravidez. Cerca de 0,5 a 1% dos recém-nascidos, colonizados na pele, faringe, ouvido externo, nariz e no reto, no momento do parto, evoluem para pneumonia, septicemia e meningite.

Streptococcus do Grupo C

Espécie do grupo alfa-hemolítico ou beta-hemolítico, são encontrados na faringe, vagina e pele. Inclui os *Streptococcus equisimilis*, *Streptococcus equi* e *Streptococcus zooepidemicus*, produtores de erisipela, febre puerperal, abscessos cutâneos, faringite, tonsilite e septicemia.

Streptococcus do Grupo D

Este grupo se divide em dois subgrupos: enterococos e não enterococos.

Os enterococos compreendem três espécies: *Streptococcus faecalis*, *Streptococcus faecium* e o *Streptococcus durans*.

Os não enterococos incluem: *Streptococcus bovis* e o *Streptococcus equinus*.

Os estreptococos do Grupo D podem produzir hemólise beta, alfa ou serem inertes.

Habitam no trato gastrintestinal dos seres humanos, sendo responsáveis por cerca de 20% dos casos de endocardite bacteriana subaguda e 10% das infecções urinárias.

O *Streptococcus faecalis* é a espécie mais frequentemente isolada na bacteriologia clínica.

Streptococcus anginosus ou **Grupo F**

São estreptococos beta-hemolíticos, microaerófilos, isolados da cavidade bucal, garganta, sistema digestório, vagina e pele.

Responsáveis por sinusite, abscesso cerebral, empiema, meningite, supuração de ferida, endocardite e infecção puerperal.

Grupo G

São estreptococos beta-hemolíticos, isolados da faringe, vagina, sistema digestório e pele.

Responsável por infecção cutânea, supuração de ferida, febre puerperal e endocardite.

Grupo viridans

São estreptococos alfa-hemolíticos, que, em decorrência de sua inespecificidade antigênica, não são passíveis de classificação imunológica. Constituem cerca de 30 a 60% da população bacteriana bucal.

Responsável por endocardite, abscesso cerebral, meningite purulenta e supuração osteoarticular.

Streptococcus pneumoniae

Principal agente da pneumonia e o segundo agente causador da meningite purulenta.

Responsável, também, por otite média, conjuntivite, endocardite e pericardite.

Espécie de estreptococo alfa-hemolítico, encontrada no sistema respiratório, via superior, em torno de 70% de indivíduo assintomático.

FAMÍLIA CORYNEBACTERIACEAE

Família de bactérias corineiformes, que consiste de alguns gêneros de micro-organismos patogênicos de importância médica.

▸ *Corynebacterium*

Gênero de bactérias, em forma de bastonetes, que consiste em micro-organismos gram-positivos, pleomórficos, não formadores de esporos, imóveis, retos a ligeiramente curvos.

São bactérias encontradas no solo, nas plantas, nos seres humanos e em outros animais.

Corynebacterium diphtheriae

Espécie de bactéria, em forma de bastonete, que consiste em micro-organismo gram-positivo, pleomórfico, não formador de esporo, imóvel.

Agente etiológico da difteria. Encontrada na nasofaringe e epiderme de indivíduo sadio ou convalescente.

Corynebacterium ulcerans

Espécie de bactéria, em forma de bastonete, que consiste em micro-organismo gram-positivo, pleomórfico, não formador de esporo, imóvel.

Agente etiológico da faringite exsudativa. Morfologicamente semelhante ao *Corynebacterium diphtheriae*.

Corynebacterium vaginale ou *Haemophilus vaginalis*

Espécie de bactéria, em forma de bastonete, que consiste em micro-organismo gram-positivo, pleomórfico, não formador de esporo, imóvel.

Espécie causadora de vaginite não específica, uretrite, febre puerperal e septicemia.

▸ *Listeria*

Gênero de bactérias, em forma de bastonetes, que consiste em micro-organismos gram-positivos, aeróbios e anaeróbios facultativos, não formadores de esporos, que se dispõem aos pares, e se movem por meio de um único flagelo terminal.

Listeria monocytogenes

Espécie de bactéria, em forma de bastonete, que consiste em micro-organismo gram-positivo, não formador de esporo.

Produtora da septicemia perinatal, menigoencefalite, meningite no recém-nascido e no adulto imunodeprimido, infecção ocular, artrite, osteomielite, colecistite e linfadenite.

Espécie encontrada no esgoto, na forragem, nas plantas, nas fezes dos seres humanos e de outros animais.

FAMÍLIA BACILLACEAE

Família de bactérias, em forma de cocos e bastonetes, que consiste em micro-organismos gram-positivos, formadores de endósporos.

A maioria dos micro-organismos desta família geralmente são saprófitos do solo, mas uns poucos são parasitas de insetos ou animais e podem desenvolver doenças.

▸ *Bacillus*

Gênero de bactérias, em forma de bastonetes, que consiste em micro-organismos gram-positivos, aeróbios e anaeróbios facultativos, formadores de esporos, e, na sua maioria, são móveis.

Bacillus anthracis

Espécie de bactéria, em forma de bastonete, que consiste em micro-organismo gram-positivo, formador de esporo.

Agente etiológico do antraz (carbúnculo), doença primária de vacas, carneiros, cabras e cavalos, passível de ser transmitida aos seres humanos. Podendo localizar-se na pele, intestinos ou pulmões.

Espécie encontrada no solo, na vegetação e na água.

Bacillus cereus

Espécie de bactéria, em forma de bastonete móvel, que consiste em micro-organismo gram-positivo, formador de esporos, anaeróbio facultativo.

Responsável por intoxicação alimentar, causando diarreia, dor abdominal, tenesmo retal, gastrenterite diarreica, raramente ocorrendo náusea e vômito.

Esta espécie pode causar duas formas distintas de doença transmitida por alimentos: síndrome diarreica e síndrome emética.

Encontrada no solo, nos cereais e na água.

Bacillus subtilis

Espécie de bactéria, em forma de bastonete, que consiste em micro-organismo gram-positivo, formador de esporo.

Espécie encontrada no solo e matéria orgânica em decomposição. Pode provocar infecções óptica e septicemia.

▸ *Clostridium*

Gênero de bactérias, em forma de bastonetes, que consiste em micro-organismos gram-positivos, anaeróbios obrigatórios ou microaerófilos, formadores de esporos. Os esporos podem ser centrais, terminais ou subterminais.

As espécies patogênicas produzem exotoxinas ou enzimas destrutivas. Estes micro-organismos ocorrem no solo, na água e no trato intestinal dos seres humanos e de outros animais.

Clostridium tetani

Espécie de bactéria, em forma de bastonete, que consiste em micro-organismo gram-positivo, formador de esporo.

Agente etiológico do tétano, doença infecciosa, não contagiosa.

A transmissão acontece principalmente através da contaminação com o solo, sujeira e fezes. Esse patógeno produz uma potente neurotoxina chamada tetanospasmina.

Espécie encontrada no solo, no intestino de animais domésticos e dos seres humanos.

Clostridium botulinum

Espécie de bactéria, em forma de bastonete, que consiste em micro-organismo gram-positivo, formador de esporo.

Agente etiológico do botulismo, adquirido pela ingestão de alimentos contaminados por neurotoxinas, infecção de feridas traumáticas com produção de neurotoxinas e multiplicação do *Clostridium botulinum* no trato intestinal com síntese de neurotoxinas.

Esta espécie é encontrada no solo, nos legumes, nas frutas, no feno, na folhagem e no esterco animal.

Clostridium difficile

Espécie de bactéria, em forma de bastonete, que consiste em micro-organismo gram-positivo, formador de esporo.

Agente etiológico da colite pseudomembranosa, provocada pela toxina produzida por estirpes resistentes a antibióticos destruidores de parte da flora intestinal como clindamicina, ampicilina, cefalosporina, tetraciclina e cloranfenicol.

Espécie encontrada no intestino dos seres humanos.

Clostridium perfringens

Espécie de bactéria, em forma de bastonete, que consiste em micro-organismo gram-positivo, formador de esporo.

É um dos agentes etiológicos da gangrena gasosa, colecistite gangrenosa, infecção pós-aborto, pneumonia necrosante, septicemia e intoxicação alimentar, em virtude da contaminação de carnes e ovos.

Espécie encontrada no solo, na pele, especialmente no períneo, nas nádegas e nas coxas, no cólon dos seres humanos e de outros animais.

FAMÍLIA LACTOBACILLACEAE

Família de bactérias, em forma de bastonetes, que consiste em micro-organismos gram-positivos, anaeróbios ou microaerófilos, retos ou curvos, asporógenos, que ocorrem isoladamente ou em cadeias.

Encontrada na cavidade oral, vagina e trato intestinal dos seres humanos.

▸ *Lactobacillus*

Gênero de bactérias, em forma de bastonetes, que consiste em micro-organismos gram-positivos, anaeróbios ou microaerófilos, não formadores de esporos, retos ou encurvados, isolados ou em cadeias.

São micro-organismos, que fazem parte da microbiota intestinal, considerados bactérias probióticas que exercem benefícios ao hospedeiro, influenciando os processos fisiológicos e patológicos, ao melhorar a microbiota intestinal.

Bactérias encontradas no esgoto, vinhos, leite e derivados e no trato intestinal dos seres humanos e de outros animais.

Lactobacillus acidophilus

Espécie de bactéria, em forma de bastonete, que consiste em micro-organismo gram-positivo, não formador de esporo.

Espécie encontrada na vagina, na saliva, no leite e em fezes de quase todos os mamíferos.

Lactobacillus casei

Espécie de bactéria, em forma de bastonete, que consiste em micro-organismo gram-positivo, não formador de esporo.

Espécie cultivada do leite e derivados.

FAMÍLIA ACTINOMYCETACEAE

Família de bactérias da ordem *Actinomycetales*, em forma de bastonetes, que consiste em micro-organismos gram-positivos, irregulares, asporógenos, que tendem a formar filamentos ramificados.

▸ *Actinomyces*

Gênero de bactérias, em forma de bastonetes, que consiste em micro-organismos gram-positivos, aeróbios e anaeróbios facultativos, não formadores de esporos, que se coram irregularmente e que formam filamentos ramificados.

Esses micro-organismos não são acidorresistentes e não móveis. Semelhantes aos fungos, que se fragmentam em pequenas formas bacilares e cocoides.

Bactérias encontradas na flora normal da cavidade bucal dos seres humanos e do gado. *Actinomyces* significa *fungo em raio*, este nome foi dado justamente pelo fato de ter sua forma aparentemente fúngica, com filamentos ramificados nos tecidos.

Actinomyces israelii

Espécie de bactéria, em forma de bastonete, que consiste em micro-organismo gram-positivo, não formador de esporo.

Espécie responsável por actinomicetose em tecidos previamente lesados por infecção, trauma ou lesão cirúrgica.

FAMÍLIA DERMATOPHILACEAE

Família de bactérias da ordem *Actinomycetales*, que consiste em micro-organismos gram-positivos, aeróbios, caracterizados por filamentos miceliais ou talos muriformes que se dividem transversalmente em pelo menos dois planos longitudinais para formar massas de células móveis cocoides ou cuboides.

▸ *Dermatophilus*

Gênero de bactérias, em forma de bastonetes, que consiste em micro-organismos gram-positivos, aeróbios e anaeróbios facultativos, não formadores de esporos, filamentosos, ramificados, cujas hifas maduras se dividem transversalmente, formando aglomerados de esporos cocoides móveis, não acidorresistentes.

Dermatophilus congolensis

Espécie de bactéria, em forma de bastonete, que consiste em micro-organismo gram-positivo, não formador de esporo.

Agente etiológico da estreptotricose, dermatite purulenta de vacas, cavalos e outros animais.

Nos seres humanos, manifesta-se sob a forma de furúnculos, pústulas ou eczema das mãos.

FAMÍLIA NOCARDIACEAE

Família de bactérias, da ordem *Actinomycetales*, em forma de cocos ou bastonetes, que consiste em micro-organismos gram-positivos, aeróbios, formadores de esporos.

▸ *Nocardia*

Gênero de bactérias, em forma de cocos ou de bastonetes, que consiste em micro-organismos gram-positivos, aeróbios, filamentosos ramificados, formadores de esporos por fragmentação simples ou dos ramos de hifas. Esses patógenos se assemelham a fungos.

Responsável por nocardiose pulmonar e micetoma actinomicótico.

São encontrados no solo e excepcionalmente, no trato respiratório superior e na pele dos seres humanos.

Nocardia asteroides

Espécie de bactéria, em forma de bastonete, que consiste em micro-organismo gram-positivo, aeróbio.

Responsável por nocardiose disseminada em doentes tratados com drogas antineoplásicas e corticoides.

Espécie encontrada na pele e no sistema respiratório de indivíduo assintomático.

Nocardia brasiliensis

Espécie de bactéria, em forma de bastonete, que consiste em micro-organismo gram-positivo, aeróbio.

Responsável por actinomicetoma, lesão linfocutânea semelhante à esporotricose e por nocardiose disseminada.

Espécie encontrada no solo da América Latina e dos Estados Unidos da América.

Nocardia caviae

Espécie de bactéria, em forma de bastonete, que consiste em micro-organismo gram-positivo, aeróbio.

Responsável por micetoma actinomicótico e nocardiose disseminada em paciente imunodeprimido.

Espécie encontrada no solo.

FAMÍLIA SPIRILLACEAE

Família de bactérias, em forma espiralada e encurvada, que consiste em micro-organismos aeróbio ou microaerofílico, com célula helicoidal, curta, rígida, com flagelos bipolares e móveis.

▸ *Spirillum*

Gênero de bactérias, em forma helicoidal, que consiste em micro-organismos gram-negativos, aeróbios ou microaerófilos, móveis, com flagelos bipolares, com células espiraladas, encurvadas curtas e rígidas.

Gênero de bactérias, encontradas em água doce e salgada, que contêm matéria orgânica.

Spirillum minor

Espécie de bactéria, em forma helicoidal, que consiste em micro-organismo gram-negativo, com célula espiralada, encurvada curta e rígida.

Agente etiológico do sodoku.

Responsável por doenças em ratos, macacos e outros animais.

Transmite-se aos seres humanos pela mordida de animais infectados.

Enfermidade caracterizada por uma úlcera endurecida no ponto da inoculação, por linfonodopatia regional, febre recorrente e exantema cutâneo.

VIROLOGIA

INTRODUÇÃO

A virologia é o ramo da ciência que se dedica à pesquisa e ao esclarecimento dos vírus. Os vírus são enormes grupos de micro-organismos intracelulares obrigatórios que não possuem uma estrutura celular, e sim, minúsculas partículas compostas por uma bainha de proteína, capazes de infectar quase todos os membros dos reinos animal e vegetal.

Estas partículas maduras, chamadas de vírion, são tão pequenas e de estrutura tão simples que não fazem parte da classificação das células.

Recentemente, os vírions têm sido descritos como tendo cinco propriedades específicas que os distinguem das células vivas:

1. possuem ADN ou ARN, nunca os dois;
2. sua duplicação é comandada pelo ácido nucleico viral dentro da célula hospedeira;
3. eles não se dividem por divisão binária ou mitose;
4. não possuem genes e enzimas necessárias para a produção de energia;
5. dependem de ribossomos, enzimas e nutrientes da célula infectada para a produção de proteínas.

Os vírus apresentam tamanhos variados, desde muito pequenos até bastante grandes, tão grande quanto uma bactéria pequena.

A organização dos vírus varia consideravelmente entre os diferentes grupos, mas algumas características gerais são comuns a todos.

E mais, os vírus que infectam as bactérias são chamados *bacteriófagos* ou simplesmente fagos, o efeito visível é a morte da bactéria hospedeira pela lise.

Quanto à sua classificação inclui a família e, algumas vezes, o gênero, não a espécie. A identificação dos grupos baseia-se em características como o tipo de ácido nucleico presente.

A partir desse princípio, os vírus estão divididos em dois grandes grupos: os vírus ARN e os vírus ADN.

Os vírus ARN são aqueles nos quais o núcleo de ácido nucleico consiste de ácido ribonucleico e os vírus ADN possuem um núcleo de ácido nucleico que consiste de ácido desoxirribonucleico.

Também são características para a sua classificação a simetria da partícula viral (icosaédrico, helicoidal ou complexa) e a presença de um envelope externo, para os vírus ADN.

Os vírus contêm a informação genética necessária para direcionar sua própria replicação, mas para completar tal processo, devido sua ausência de metabolismo independente, necessita das estruturas celulares e da maquinaria enzimática da célula hospedeira viva para replicar-se.

Portanto, os vírus por si próprio são metabolicamente inertes, isto é, pode replicar-se apenas após a infecção de uma célula hospedeira, quando, então, parasita a capacidade do hospedeiro em transcrever e/ou traduzir a informação genética.

Os vírus, na verdade, contêm somente moléculas de ADN ou ARN, mas nunca ambas. O tipo de ácido nucleico encontrado na partícula viral, pode ser de fita simples (*single-stranded*, ss) ou de fita dupla (*double-stranded*, ds) e ambos são encontrados em vírus de importância médica.

Na virologia humana, encontra-se mais de quatrocentos vírus responsáveis por doenças que variam de infecções subclínicas e leves, autolimitadas e localizadas, a infecções sistêmicas benignas e a infecções altamente letais.

Algumas viroses apresentam características clínicas que permitem o diagnóstico, outras apresentam várias síndromes com múltiplas etiologias.

Dentre as doenças viróticas, destacam-se as doenças respiratórias agudas dada sua frequência, principalmente, em lactentes e crianças.

Hoje, após vários inquéritos epidemiológicos, sabe-se que mais de duzentos tipos diferentes de vírus têm sido isolados de surtos epidêmicos de doenças respiratórias agudas.

O vírus influenza, agente etiológico da *influenza* (gripe) é o único com habilidade para produzir epidemias frequentes e extensivas à população de quase toda a face da Terra, seguido em frequência pelos adenovírus, vírus respiratório sincicial e vírus parainfluenza.

A partir de 1979, iniciou-se nova era na virologia médica pela descoberta dos retrovírus, grupo de vírus relacionados com as doenças humanas fatais, como neoplasias malignas e a síndrome da imunodeficiência humana.

Para a clínica médica, a necessidade de uma rápida identificação desses micro-organismos, não é somente para auxiliar no diagnóstico e estabelecer a melhor forma de tratamento, mas também para ajudar em uma melhor compreensão das interações hospedeiro-parasita, para poder permitir alguns prognósticos importantes sobre as consequências da infecção, como, por exemplo, modo de vida, biologia molecular, bioquímica, replicação e reprodução.

Os vírus infectam células bacterianas, de plantas, de animais, de fungos, de algas e células de protozoários.

Entretanto, é provável que existam algumas células procariotes ou eucariontes que não podem ser infectadas por um vírus.

Em muitos seres, as infecções virais podem passar despercebidas por causarem efeitos leves em hospedeiros, ou podem causar efeitos devastadores.

Em suma, os vírus são grupos de diminutos agentes infecciosos, com certas exceções, não vistos ao microscópio óptico, e caracterizados por uma ausência de metabolismo independente e pela capacidade de replicar-se apenas dentro de células hospedeiras vivas.

Portanto, os vírus são em geral colocados em uma categoria completamente separada e não classificados com as células procariontes simples.

Desta forma, os vírus são considerados acelulares, não fazendo parte de nenhum reino até o momento.

A partir deste momento serão apresentados os principais grupos de vírus tendo como princípio as suas famílias.

FAMÍLIA ORTHOMYXOVIRIDAE

Família de vírus ARN que têm um vírion pleomórfico, que pode ser aproximadamente esférico com 80 a 120 nm de diâmetro ou filamentoso e com até vários micrômetros de comprimento, consistindo em um invólucro de bicamada lipídica com peplômeros, rodeando um nucleocapsídeo helicoidal.

Esta família tem o gênero *Influenzavirus* e um outro gênero sem nome contendo o vírus da gripe C.

▸ *Orthomyxovirus*

Gênero de vírus de ácido nucleico constituído de ARN.

Palavra aportuguesada: ortomixovírus.

▸ *Myxovirus*

Gênero de vírus de ARN caracterizados por afinidades especiais por mucopolissacarídeos e glicoproteínas, semelhantes na estrutura viral, atividade de neuraminidase e hemaglutinação.

Os mixovírus são divididos nas famílias *Orthomyxoviridae* e *Paramyxoviridae*.

Myxovirus influenzae

Agente etiológico da *influenza* ou gripe.

Responsável por diversas doenças respiratórias agudas.

Myxovirus influenzae A

Responsável por epidemias e pandemias de gripe de alta gravidade.

Myxovirus influenzae B

Responsável por surtos localizados de gripe.

Myxovirus influenzae C

Não possui papel importante no quadro de doenças respiratórias agudas.

FAMÍLIA PARAMYXOVIRIDAE

Família de vírus ARN que têm um vírus pleomórfico, em geral aproximadamente esférico, mas, ocasionalmente filamentoso com 150 a 300 nm de diâmetro, consistindo em uma membrana lipídica com grandes peplômeros, rodeando um nucleocapsídeo helicoidal.

Seus membros foram recentemente subdivididos em duas subfamílias.

A primeira subfamília, o *Paramyxovirinae,* possui três gêneros: *Paramyxovirus, Rubulavirus* e os *Morbilivirus.*

A segunda subfamília é o *Pneumovirinae,* que inclui o vírus *sincicial respiratório,* um importante patógeno do sistema respiratório na população pediátrica.

▸ *Paramyxovirus*

Gênero de vírus de ácido nucleico constituído de ARN.

Palavra aportuguesada: paramixovírus.

Myxovirus

Gênero de vírus de ARN caracterizado por afinidades especiais por mucopolissacarídeos e glicoproteínas, semelhantes na estrutura viral, atividade de neuraminidase e hemaglutinação.

Os mixovírus são divididos nas famílias *Orthomyxoviridae* e *Paramyxoviridae*.

Myxovirus parainfluenzae

Espécie responsável por diversas doenças respiratórias agudas.

Myxovirus parainfluenzae Tipo 1

Espécie mais comum causadora da laringotraqueíte aguda.
Responsável por frequentes epidemias de inverno.

Myxovirus parainfluenzae Tipo 2

Espécie raramente responsável por pequenos surtos epidêmicos.

Myxovirus parainfluenzae Tipo 3

Espécie responsável por infecções esporádicas graves.

Myxovirus parotiditis

Agente etiológico da caxumba.

Vírus Sincicial Respiratório

Espécie responsável por grave infecção respiratória, principalmente em lactente hospitalizado com doença respiratória aguda durante o inverno e epidemia em instituição infantil.

Morbillivirus/Vírus do Sarampo

Agente etiológico do sarampo.

Único vírus do gênero responsável por doença em seres humanos.

FAMÍLIA ADENOVIRIDAE

Família de vírus de ADN que têm um vírion icosaédrico não revestido com 70 a 90 nm de diâmetro com 252 capsômeros. Comumente causam doenças como infecções dos sistemas respiratório e digestório; e conjuntivite.

Esta família tem os gêneros *Mastadenovirus, Adenovirus* e *Aviadenovirus.*

▸ *Adenovirus*

Gênero de vírus de ácido nucleico constituído de ADN.

Responsável por faringite aguda, febre faringoconjuntival, conjuntivite folicular, ceratoconjuntivite, adenite mesentérica aguda, miocardite, nefrite, encefalite, traqueobronquite etc.

Grupo de vírus que podem ser encontrados em roedores, em aves, em primatas, no gado e nos seres humanos.

Adenovirose, palavra usada para qualquer doença causada por adenovírus.

Palavra aportuguesada: adenovírus.

FAMÍLIA HERPESVIRIDAE

Família de vírus de ADN que têm um vírus com 150 a 200 nm de diâmetro consistindo em quatro componentes: um invólucro de bicamada lipídica com projeções de superfície; um tegumento de material amorfo; um nucleocapsídeos com 162 capsômeros prismáticos; e um carretel de proteína no qual o ADN está enrolado.

Mesmo esta família tendo seus aspectos bastante similares, foi dividida em três subfamílias, com base primariamente em suas características biológicas. São elas: *alfa-herpesvirinae, beta-herpesvirinae* e *gama-herpesvirinae.*

Herpesvirus

Gênero de vírus de ácido nucleico constituído de ADN.

Palavra aportuguesada: herpes-vírus.

Herpesvirus hominis

Agente etiológico do *herpes simplex*.

No português usa-se a expressão herpes simples.

Herpesvirus hominis Tipo 1

Espécie responsável por herpes da orofaringe e da metade superior do corpo.

Herpesvirus hominis Tipo 2

Espécie responsável por infecções geniturinárias e da metade inferior do corpo.

Herpesvirus varicellae

Agente etiológico da *varicela* e do *herpes-zóster*. Também se escreve: herpes-zóster.

Cytomegalovirus (CMV)

Agente etiológico da doença de inclusão citomegálica congênita e mononucleose por CMV.

Nos seres humanos pode originar infecção que causa lesão na retina podendo levar à cegueira.

Vírus que pertence a família *Herpesviridae*.

Palavra aportuguesada: citomegalovírus.

Epstein-Barr Virus

Agente etiológico da mononucleose infecciosa.

Micro-organismo pertencente à família *Herpesviridae*.

FAMÍLIA POXVIRIDAE

Família de vírus de ADN que tem um vírion, em forma de tijolo ou ovoide, com 170 a 260 nm, consistindo em um invólucro contendo estruturas lipídicas e proteínas tubulares, rodeando um cerne contendo ADN e um ou dois corpos laterais. São vírus grandes e não possuem simetria óbvia.

▸ *Poxvirus*

Gênero de vírus de ácido nucleico constituído de ADN.
Palavra aportuguesada: poxvírus.

Poxvirus variolae

Agente etiológico da varíola.

FAMÍLIA PICORNAVIRIDAE

Família de vírus de ARN que possuem um vírus icosaédrico não dotado de um invólucro, com 20 a 30 nm de diâmetro, sem característica de superfície.

Esta família é constituída de cinco gêneros: *Enterovirus, Cardiovirus, Rhinovirus, Aphthovirus* e *Hepatovirus.*

Os hepatovírus; os enterovírus, através dos poliovírus, dos *coxsackievírus* e dos *echovírus*; e os *rinovírus* serão mencionados abaixo como micro-organismos de importância médica.

▸ *Picornavirus*

Gênero de vírus constituído de ácido nucleico ARN, de fita simples não segmentado, e de quatro proteínas estruturais.

Poliovirus

Agente etiológico da poliomielite.

Vírus do gênero *Enterovirus*.

Poliovirus 1

Espécie responsável pelo maior número de endemias e epidemias da forma paralítica.

Vírus do gênero *Enterovirus*.

Poliovirus 2

Espécie responsável pelo menor número de paralisias.

Vírus do gênero *Enterovirus*.

Echovirus ou Vírus ECHO

Espécie responsável por meningite asséptica, exantema, diarreia e infecção respiratória.

Vírus do gênero *Enterovirus*.

Coxsackievírus

Agente etiológico da *coxsackiose*.

Vírus do gênero *Enterovirus*.

Coxsackievírus A

Espécie responsável por doenças benignas.

Vírus do gênero *Enterovirus*.

Coxsackievírus B

Espécie responsável por miocardite; pericardite; necrose muscular; infecções cerebrais, hepáticas e renais; meningite asséptica.

Vírus do gênero *Enterovirus*.

Hepatovirus/Vírus da Hepatite A (HAV)

Agente etiológico da hepatite A.

Rhinovirus

Agente etiológico do resfriado comum.
Palavra aportuguesada: rinovírus.

FAMÍLIA RHABDOVIRIDAE

Família de vírus ARN que têm um vírion em forma de bala ou bastonete com 130 a 380 × 70 a 85 nm consistindo em um invólucro contendo lipídeo, com grandes peplômeros de G-proteínas, rodeando um nucleocapsídeo helicoidal.

Os gêneros pertencentes a esta família são: *Vesiculovirus*, *Lyssavirus* e um gênero proposto, sem nome, para os vírus não agrupados de plantas e animais.

▸ *Rhabdovirus*

Gênero de vírus de ácido nucleico constituído de ARN.
Palavra aportuguesada: rabdovírus.

Lyssavirus/Vírus Rábico

Agente etiológico da raiva. Uma ampla variedade de animais silvestres, como guaxinins, gambás, raposas e morcegos, fornece um reservatório para o vírus.

Nos países em desenvolvimento, animais domésticos (cães e gatos) constituem um reservatório importante para a raiva.

Portanto, este vírus é amplamente disseminado na natureza infectando animais. Os seres humanos, geralmente são infectados pela mordida de um animal, mas, em alguns casos, a infecção é transmitida pelo ar, como, por exemplo, das fezes de morcegos infectados oriundos de cavernas e por pessoa a pessoa pela saliva.

FAMÍLIA REOVIRIDAE

Família de vírus de ARN que têm um vírion icosaédrico não dotado de um invólucro, com 60 a 80 nm de diâmetro; os vírus têm duas cascas proteicas, a partícula com a casca externa removida sendo chamada cerne.

Dos nove gêneros de vírus dessa família, o único que possui importância médica são os rotavírus. Os outros gêneros contêm patógenos que se aplicam em plantas, em mamíferos e insetos.

▸ *Reovirus*

Gênero de vírus de ácido nucleico constituído de ARN.

Responsável por gastrenterite e diarreia infantil, doença respiratória aguda, pneumonia e exantema.

A transmissão é pela via fecal-oral, por fômites, ou por vetores artrópodes.

Antigamente eram classificados como *echovírus*, separáveis em três sorotipos.

Palavra aportuguesada: reovírus.

FAMÍLIA PAPOVAVIRIDAE

Família de vírus de ADN que têm um vírion icosaédrico sem invólucro, com 45 a 55 nm de diâmetro com 72 capsômeros em arranjos enviesados.

▸ *Papovavirus*

Gênero de vírus de ácido nucleico constituído de ADN.

Palavra aportuguesada: papovavírus.

▸ *Polyomavirus*

Gênero de vírus da subfamília *Polyomavirinae*, da família *Papovaviridae*. Dois poliomavírus (vírus BK e vírus JC) que infectam os seres humanos.

▸ *Papillomavirus*

Gênero de vírus da subfamília *Papillomavirinae,* da família *Papovaviridae.*

Vírus de ácido nucleico constituído de ADN.

Palavra aportuguesada: papilomavírus.

Papillomavirus Humano

Agente etiológico da verruga.

FAMÍLIA TOGAVIRIDAE

Família de vírus de ARN que têm um vírion esférico de 60 a 70 nm de diâmetro consistindo em um invólucro contendo lipídeo, com cinco peplômeros, rodeando um nucleocapsídeo icosaédrico.

Os gêneros incluem *Alphavirus, Rubivirus, Pestivirus* e *Arterivirus.*

▸ *Arbovirus*

Gênero de vírus de ácido nucleico constituído de ARN. Transmitidos por insetos hematófagos que se infectam ao se alimentarem em animais silvestres como aves, roedores, marsupiais, primatas e morcegos.

Responsável por dengue, febre amarela, febre do oropouche, na Amazônia; e febre do *chikungunya,* na África e Ásia; e encefalite arboviral.

Palavra aportuguesada: arbovírus.

▸ *Rubivirus*

Gênero de vírus de ácido nucleico constituído de ARN.

Palavra aportuguesada: rubivírus.

Vírus da Rubéola

Agente etiológico da rubéola.

FAMÍLIA HEPADNAVIRIDAE

Família de vírus de ADN que têm um vírion de 42 nm de diâmetro consistindo em um invólucro contendo lipídeo, rodeando um nucleocapsídeo icosaédrico.

A replicação ocorre nos núcleos dos hepatócitos. A infecção persistente é comum e associa-se a doença crônica e neoplasia.

O HPV é o único membro dessa família que infecta os seres humanos. Há um único gênero, *Hepadnavirus*.

▸ *Hepadnavirus*

Gênero de vírus da família *Hepadnaviridae* que se multiplica nos núcleos dos hepatócitos. São vírus de ácido nucleico constituído de ADN.

Vírus semelhante ao da hepatite B; e induz infecção persistente.

Vírus da Hepatite B (HBV)

Agente etiológico da hepatite B.

FAMÍLIA RETROVIRIDAE

Família de vírus de ARN que têm um vírion, de 80 a 100 nm de diâmetro consistindo em um invólucro contendo lipídeo rodeando um capsídeo icosaédrico e um centro em forma de cone.

Os retrovírus são divididos em quatro tipos (A-D) com base na estrutura do vírus, sendo a maioria dos retrovírus oncogênicos.

▸ *Retrovirus*

Gênero de vírus de ácido nucleico constituído de ARN.

Palavra aportuguesada: retrovírus.

HIV-1

Agente etiológico da síndrome de imunodeficiência adquirida (AIDS).

HIV-2

Vírus relacionado com o HIV-1.

HTLV-I

Agente etiológico da leucemia da célula T em adultos e da paraparesia espástica tropical, uma mielopatia.

HTLV-II

Vírus relacionado com o HTLV-I.

FAMÍLIA PARVOVIRIDAE

Família de vírus de ADN que têm um vírion isocaédrico sem envoltório de 18 a 26 nm de diâmetro com 32 capsômeros no arranjo T = 3. São os menores vírus de ADN.

Esta família inclui os gêneros *Parvovirus, Dependovirus* e *Densovirus*.

▸ *Parvovirus*

Gênero de vírus de ácido nucleico constituído de ADN e que se multiplica no núcleo de uma célula. São vírus de fita simples, muito pequenos.

Parvovirus Humano/Parvovírus Autônomo B19

Agente etiológico do eritema infeccioso (doença comum da infância) e da crise aplástica transitória em paciente com anemia hemolítica ou anemia falciforme.

Na infecção persistente em paciente imunocomprometido, pode levar à insuficiência crônica da medula óssea. Também está associado à morte fetal em gestante que sofre uma infecção primária.

FAMÍLIA CORONAVIRIDAE

Família de vírus de ARN que têm um vírion pleomórfico de 80 a 160 nm de diâmetro consistindo em uma membrana contendo lipídeo, com grandes peplômeros, rodeando um nucleocapsídeo helicoidal.

É o maior ARN descrito até agora para qualquer genoma de vírus de ARN.

Existe apenas um único gênero nessa família, o *Coronavirus*.

▸ *Coronavirus*

Gênero de vírus de ácido nucleico constituído de ARN.

Responsável por infecções respiratórias superiores, como a síndrome do resfriado comum; e gastrenterite.

Palavra aportuguesada: coronavírus.

FAMÍLIA CALICIVIRIDAE

Família de vírus de ARN que têm um vírion não revestido de 35 a 40 nm de diâmetro com 32 depressões em forma de xícara em um arranjo de T = 3. A transmissão de doença é por alimento contaminado, contato ou partículas transportadas pelo ar.

Existe apenas um único gênero nessa família, o *Calicivirus*.

Calicivirus

Gênero de vírus de ácido nucleico constituído de ARN.

Palavra aportuguesada: calicivírus.

Calicivirus/Vírus Norwalk

Responsável por gastrenterite aguda epidêmica. A apresentação clínica geralmente é caracterizada por náusea, vômito e diarreia.

A infecção é transmitida por via fecal-oral, após a ingestão de alimentos ou água contaminados.

Os sintomas duram de vinte quatro a quarenta e oito horas e a doença é autolimitada.

Vírus da Hepatite E (HEV)

Responsável por hepatite transmitida entericamente pela água. Doença de incidência em adultos jovens e especialmente grave em gestantes, nas quais a morte pode resultar da infecção pelo vírus (HEV).

Em quase todas as epidemias confirmadas sorologicamente de HEV podem ser atribuídas à água contaminada com fezes. Não há tratamento antiviral nem vacina disponível atualmente.

FAMÍLIA ARENAVIRIDAE

Família de vírus de ARN que têm um vírion pleomórfico com 50 a 300 nm de diâmetro consistindo em um envoltório de bicamada lipídica, com grandes peplômeros, rodeando um nucleocapsídeo helicoidal com dois membros e números variados de partículas semelhantes a ribossomos.

Os seres humanos são infectados inalando aerossóis contaminados, ingerindo alimentos contendo partículas virais ou pela exposição de feridas abertas à poeira.

Existe apenas um único gênero nesta família, o *Arenavirus*.

▸ *Arenavirus*

Gênero de vírus de ácido nucleico constituído de ARN. Este gênero inclui o vírus da coriomeningite linfocítica (CML), vírus Lassa, e vírus do Complexo Tacaribe (vírus Amapari, vírus Flexal, vírus Junin, vírus Latino, vírus Machupa, vírus Parana, vírus Pichinde, vírus Tacaribe e vírus Tamiani, alguns dos quais causam febre hemorrágica). Roedores são hospedeiros comuns.

Palavra aportuguesada: arenavírus.

Arenavirus/Vírus da Coriomeningite Linfocítica (CML)

Responsável por meningite viral, sendo uma infecção relativamente benigna com pouca mortalidade.

FAMÍLIA BUNYAVIRIDAE

Família de vírus de ARN que têm um vírion esférico de 80 a 120 nm de diâmetro consistindo em um envoltório de bicamada lipídica, com projeções de glicoproteína na superfície com 5 a 10 nm transversos em disposição hexagonal, rodeando três nucleocapsídeos frouxamente helicoidais.

São cerca de trezentos e vinte vírus sorologicamente distintos que foram classificados nessa família. Incluem os gêneros *Bunyavirus, Phlebovirus, Nairovirus* e *Hantavirus.*

▸ *Bunyavirus*

Gênero de vírus de ácido nucleico constituído de ARN. Contém cerca de cento e cinquenta e sete espécies em dezesseis sorogrupos e espécies não classificadas.

As espécies patogênicas mais importantes são: vírus da encefalite da Califórnia, vírus Bunyamwera, vírus Bwamba, vírus Guama, vírus Jamestown Canyon, vírus La Crosse, vírus Oropouche e vírus Tahyna.

O modo usual de transmissão é pela picada de mosquito infectado, embora algumas espécies sejam transmitidas por carrapatos.

Vírus da Encefalite da Califórnia

Agente etiológico da encefalite.

Vírus La Crosse

Agente etiológico da encefalite de La Crosse.

▸ *Hantavirus*

Gênero de vírus de ácido nucleico constituído de ARN, pertencente à família *Bunyaviridae*.

Responsável por febre hemorrágica, síndrome pulmonar, pneumonia epidêmica e febre hemorrágica com síndrome renal. Os micro-organismos patogênicos para os seres humanos incluem os vírus Hantaan, Puumala e Seoul.

Encontrado na água e alimentos contaminados por fezes, urina e saliva, transmitido pelo contato direto ou indireto de roedores, sendo incerta a possibilidade de transmissão direta de pessoa a pessoa.

Palavra aportuguesada: hantavírus.

▸ *Nairovirus*

Gênero de vírus de ácido nucleico constituído de ARN, pertencente à família *Bunyaviridae*.

Responsável por febre hemorrágica da Crimeia-Congo e o vírus da doença dos carneiros de Nairobi.

Os principais vetores são carrapatos dos gêneros *Amblyomma* e *Hyalomma*.

Palavra aportuguesada: nairovírus.

▸ *Phlebovirus*

Gênero de vírus de ácido nucleico constituído de ARN, pertencente à família *Bunyaviridae*.

Responsável por febre de flebótomo. Patógenos importantes são os vírus da febre de flebótomo de Nápoles, vírus da febre da Sicília, vírus da febre da Toscana e vírus da febre de Rift Valley.

A maioria é transmitida pelo mosquito-pólvora (*Phlebotomus papatasi*).

FAMÍLIA FILOVIRIDAE

Família de vírus de ARN que têm um vírion filamentoso dentro de um invólucro, as vezes ramificado ou em forma de U ou de 6, com 80 nm de diâmetro e variando grandemente em comprimento, com grandes peplômeros, rodeando um nucleocapsídeo helicoidal. São pleomórficos com morfologias incomuns.

Há um único gênero *Filovirus*.

▸ *Filovirus*

Gênero de vírus de ácido nucleico constituído de ARN. Nesse gênero, encontram-se os vírus Ebola e o vírus Marburg que são responsáveis por febres hemorrágicas.

Palavra aportuguesada: filovírus.

Vírus Marburg

Agente etiológico da doença do vírus Marburg, transmitida pelo contato físico e direto com macacos verdes africanos ou seus órgãos ou por uma pessoa infectada.

Vírus Ebola

Agente etiológico da febre hemorrágica Ebola.

O seu reservatório natural e o modo de transmissão da infecção primária são desconhecidos, mas a infecção secundária é pelo contato direto com sangue contaminado e outras secreções do corpo e por partículas transportadas pelo ar.

O vírus recebeu esse nome pelo fato da doença ser observada pela primeira vez, em 1976, no rio Ebola no norte do Zaire.

PRINCIPAIS DOENÇAS VIRÓTICAS

▸ **Coriza Aguda** ou **Epidêmica**

Conhecida popularmente como resfriado comum, a coriza aguda é uma doença respiratória aguda causada pelo *Myxovirus influenzae* e parainfluenzae, vírus respiratório sincicial, echovírus, adenovírus, coxsackievírus, coronavírus e, principalmente, o rinovírus.

▸ Influenza

Chamada popularmente de gripe, a influenza é uma doença respiratória aguda causada pelo *Myxovirus influenzae.*

Os echovírus, coxsackievírus, reovírus e adenovírus produzem síndromes clínicas semelhantes à da *influenza.*

▸ Faringite Viral

Doença respiratória aguda causada pelos *Myxovirus influenzae,* echovírus, coxsackievírus e, principalmente, os adenovírus.

▸ Crupe Viral

Doença respiratória aguda causada, principalmente, pelo *Myxovirus parainfluenzae* e, menos frequentemente, pelo vírus sincicial respiratório e adenovírus. Caracterizada por laringite ou laringotraqueobronquite aguda não bacteriana.

Bronquiolite Aguda

Doença respiratória aguda caracterizada por sintomatologia inicial de infecção das vias aéreas superiores, acometendo, posteriormente, o trato respiratório baixo, produzindo quadros de laringotraqueobronquite, bronquite, bronquiolite e pneumonia. Representa grave infecção respiratória em lactente, causada pelo vírus respiratório sincicial.

Pneumonia Viral

Pneumonia não bacteriana que ocorre ou faz parte integrante do quadro das doenças respiratórias agudas causadas por vírus e algumas doenças viróticas sistêmicas como varicela, sarampo, rubéola e herpes.

Possui como agente etiológico os agentes responsáveis pelas doenças infecciosas das vias aéreas superiores que em determinadas condições e circunstâncias se estendem ao trato respiratório baixo.

Rubéola

Doença infectocontagiosa de ocorrência endemoepidêmica e transmissibilidade elevada. Causada por vírus pertencente ao gênero *Rubivirus*.

O ser humano é o único hospedeiro natural, e as secreções respiratórias constituem o veículo principal de transmissão.

A infecção pode ocorrer na vida intrauterina dando origem a rubéola congênita, forma crônica e grave que pode ocasionar anomalias graves. Acomete, principalmente, a primeira década de vida.

Sarampo

Doença infectocontagiosa, endemoepidêmica, aguda, de alta transmissibilidade e gravidade. Causada por vírus pertencente à família dos *Paramyxoviridae*. Constitui-se, em nosso país, uma das primeiras causas de morbidade e mortalidade na infância, principalmente em desnutridos.

Possui como reservatório natural o ser humano, e sua transmissão se dá pelo contato direto, através das secreções respiratórias. Acomete, principalmente, a primeira década de vida e, em especial, antes dos três anos de idade.

▸ Herpes Simples

Doença infectocontagiosa causada pelo *Herpesvirus hominis.* Sua transmissão se faz por contato entre mucosas, através de gotículas aéreas, objetos contaminados e solução de continuidade da pele.

As primo-infecções herpéticas são mais frequentes na infância e puberdade. Dentre as múltiplas infecções causadas pelo *Herpesvirus hominis,* destacam-se as infecções respiratórias agudas, gengivo-estomatite, ceratoconjuntivite, vulvovaginite e uretrite.

▸ Herpes-Zóster

Doença causada pelo *Herpesvirus varicellae,* caracterizada por uma erupção eritemato-vesiculosa, acompanhada por uma síndrome dolorosa do tipo neurálgica em decorrência do acometimento radículo-neurítico topográfico, geralmente unilateral. Acomete predominantemente adultos.

▸ Varíola

Doença infecciosa aguda endêmica, embora se encontre sob controle na grande maioria dos países, causada pelo *Poxvirus variolae.* Possui como reservatório natural o ser humano e é transmitida por gotículas de saliva.

▸ Varicela

Doença infecciosa benigna, epidêmica, altamente contagiosa entre crianças. Causada pelo *Herpesvirus varicellae.*

Echo-Viroses

Doença causada pelo *Echovirus*, apresentando manifestações clínicas que variam desde formas mínimas até síndrome clínica definida, como síndrome respiratória, síndrome digestiva, síndrome exantemática e meningoencefalite.

Palavra aportuguesada: echovírus ou ecovírus.

Coxsackiose

Doença infecciosa, endemo-epidêmica, com maior incidência durante a primeira década de vida. Causada pelo Coxsackievírus, habitante do sistema digestório humano que, ultrapassando a barreira intestinal, determina febre e tropismo para o tecido muscular e nervoso. A infecção congênita pode determinar lesões, principalmente, miocárdicas.

Poliomielite

Doença infecciosa aguda causada pelo poliovírus. Sua transmissão verifica-se através das fezes ou secreções da orofaringe. Caracterizada pelo acometimento seletivo dos neurônios motores, principalmente, da medula com subsequente paralisia flácida e assimétrica dos músculos correspondentes na forma paralítica. Acomete, principalmente, a faixa etária de seis meses a três anos.

Caxumba

Doença infectocontagiosa aguda, endêmica, causada pelo *Myxovirus parotiditis* com tropismo para o tecido glandular e nervoso. Tem como reservatório natural o ser humano, e a transmissão verifica-se através da saliva e secreções respiratórias. Atinge com maior incidência crianças na faixa etária de cinco a quinze anos.

Raiva

Infecção aguda do cão e outros mamíferos transmitida aos seres humanos por meio da inoculação de saliva infectante nos ferimentos causados por mordida ou arranhadura, sendo o cão o mais importante vetor em comunidades urbanas e rurais, com exceção dos Estados Unidos da América e do Canadá, onde as doninhas são responsáveis pela manutenção da doença na natureza, e, na América Tropical, onde os morcegos hematófagos constituem o mais importante reservatório da raiva nas Américas, sendo responsáveis pela doença em um milhão de cabeças de gado, anualmente, somente na América Latina.

▸ Hepatite

Doença infectocontagiosa com comprometimento hepático de extensão e intensidade variáveis, causada pelo vírus da hepatite A e vírus da hepatite B. Incide, com mais frequência durante a infância.

A hepatite A é transmitida, principalmente, pelas fezes e secreções orofaríngeas e, secundariamente, pela ingestão de água e alimentos contaminados como leite e ostras.

A hepatite B é transmitida, sobretudo, pela transfusão de sangue e plasma; pela utilização de concentrados de fatores de coagulação, de fibrinogênio ou de globulina anti-hemofílica; e pelo uso de seringas contaminadas. Secundariamente, é transmitida pelas fezes, saliva, sêmen, água, alimentos contaminados e tratamentos odontológicos.

▸ Febre Amarela

Doença aguda de alta letalidade, com manifestação clínica expressiva de um quadro ictero-hemorrágico. Causada pelo vírus da febre amarela, transmitido pela picada de mosquito *Aedes aegypti*.

▸ Dengue

Doença infecciosa aguda, epidêmica, produzida pelo vírus da dengue e transmitida pela picada de mosquito *Aedes aegypti*.

Mononucleose Infecciosa

Doença aguda benigna, causada pelo vírus *Epstein-Barr,* com incidência maior na adolescência e adultos jovens. Transmitida, principalmente, pelo contato oral íntimo, permitindo a passagem de saliva e secreção orofaríngea infectada.

Doença de Inclusão Citomegálica

Infecção causada pelo citomegalovírus, caracterizada por aumento das células e por corpúsculos de inclusão intranucleares. No período embrionário, está associada a retardamento mental, microcefalia e hepatesplenomegalia.

Encefalite

Doença inflamatória do sistema nervoso central, de alta mortalidade e sequelas na infância. Causada, principalmente, pelos arbovírus, picornavírus, mixovírus e os vírus responsáveis por herpes simples, varicela e varíola.

Síndrome de Imunodeficiência Adquirida

Esta síndrome sempre foi conhecida por sua sigla em inglês AIDS que é procedente da frase *Acquired Immunological Deficiency Syndrome,* que significa em português: Síndrome de Imuno deficiência Adquirida, que tem como sigla no português, SIDA.

A SIDA é uma doença infectocontagiosa causada pelo vírus da imunodeficiência humana. Caracterizada por depleção progressiva do sistema imunológico determinando manifestações clínicas de imunossupressão e suscetibilidade às infecções oportunistas e às neoplasias.

MICOLOGIA

INTRODUÇÃO

Micologia ou micetologia é o ramo da ciência que estuda os organismos do Reino Fungi. Este reino é constituído dos diversos grupos de fungos.

São organismos unicelulares e pluricelulares, cujas células possuem membrana nuclear diferenciada e parede celular rígida.

Multiplicam-se por reprodução sexuada ou assexuada, esta última por meio da formação de esporos, alguns denominados ascos e basídios.

Compreendem quatro classes principais, fundamentadas especialmente na forma reprodutiva: os *ficomicetos*, os *ascomicetos*, os *basidiomicetos* e os *deuteromicetos*.

Entretanto, a classificação mais adequada é a baseada na sua ação patogênica, distinguindo três classes principais de fungos.

Na primeira classe, encontram-se os dermatófitos, fungos responsáveis por micoses cutâneas ou superficiais, envolvendo a pele e seus anexos. Algumas espécies são próprias de animais domésticos ou vivem no solo, podendo induzir manifestações inflamatórias intensas e reações alérgicas, evoluindo, geralmente, para a cura espontânea. Outras espécies são patogênicas específicas dos seres humanos e produzem manifestações inflamatórias menos acentuadas, de evolução crônica e pouco alergênicas.

Na segunda classe, encontram-se os fungos responsáveis por doenças sistêmicas que quando inalados disseminam-se através da via linfo-hematogênica envolvendo um ou mais órgãos.

Na terceira classe, existem os fungos oportunistas, propensos a causar doenças em indivíduos que se encontram com a defesa imunológica deprimida, parasitando, principalmente, a pele e as mucosas, ocasionando, eventualmente, acometimento sistêmico.

São fatores predisponentes o diabetes, a desnutrição, a obesidade, o alcoolismo, a toxicomania, a gravidez, a prematuridade, a queimadura, o linfoma, a leucemia e a síndrome de imunodeficiência adquirida.

O uso prolongado de antibióticos, corticoides e imunossupressores, os estados pós-operatórios em cirurgias do sistema digestório, globo ocular e coração, e o uso prolongado de instrumentos médicos como cateter, sonda vesical e prótese, originando, principalmente, a candidíase e muitas outras doenças sistêmicas que apresentam caráter oportunista como a aspergilose, coccidioidomicose, criptococose e histoplasmose.

PRINCIPAIS DOENÇAS FÚNGICAS

▸ Dermatofitoses

Micoses superficiais causadas por fungos dos gêneros *Trychophyton, Microsporum* e *Epydermophyton*, encontrados no solo e vegetais. O ar, a água, as fezes, a urina e os alimentos podem veicular os fungos, sendo os seres humanos doentes e os animais domésticos e silvestres as principais fontes de infecção.

Acometem, exclusivamente, as camadas superficiais da pele, dos pelos e das unhas. São as micoses de maior incidência, principalmente nas zonas rurais subtropicais e tropicais. Incluem as tinhas e as dermatofítides.

Tinha do couro cabeludo

Doença causada por fungos dos gêneros *Microsporum* e *Trychophyton*, caracteriza-se por placa, geralmente única, de alopecia circular, recoberta de escamas esbranquiçadas ou acinzentadas, aderentes e com os pelos cortados a um ou dois milímetros da superfície.

Nas tinhas causadas por fungos do gênero *Trychophyton*, as placas são, em geral, pequenas e múltiplas, com os pelos cortados na superfície ou abaixo e podem deixar alopecia permanente.

Tinha do corpo

Infecção da pele causada por diversas espécies dos gêneros *Trychophyton* e *Microsporum*. Caracterizada pela presença de numerosas vesículas sobre base eritematosa. Posteriormente as vesículas podem agrupar-se nas bordas ou apresentar lesões pápulo-escamosas, ocorrendo progressão centrífuga, com involução central.

Tinha crural

Infecção causada por *Trychophyton mentagrophytes*, *Trychophyton rubrum* e *Epidermophyton floccosum*. Caracterizada por lesões eritemato-escamosas, pruriginosas, marginadas, acometendo bilateralmente as regiões ínguino-crurais. Apresenta como fatores adjuvantes a obesidade, o calor, a transpiração e a fricção.

Tinha dos pés

Infecção causada por *Trychophyton mentagrophytes* e *Trychophyton* rubrum. É a mais comum das dermatofitoses, apresentando três tipos clínicos com frequente infecção associada das unhas.

A forma vesicobolhosa, localizada nas plantas e bordas dos pés, é pruriginosa e apresenta evolução aguda ou subaguda, geralmente causada por *Trychophyton mentagrophytes*.

A forma intertriginosa apresenta escamas, fissuras e maceração interdigitais, causada por *Trychophyton mentagrophytes* ou *Trychophyton rubrum*.

A forma eruptiva apresenta lesões escamosas hiperceratósicas sobre base eritematosa e localizam-se nas regiões calcaneana e plantar, sendo geralmente causada por *Trychophyton rubrum*.

O primeiro e o segundo tipos clínicos estão geralmente associados a lesões de hipersensibilidade, localizadas à distância do foco primitivo, denominadas dermatofítides.

Tinha das unhas

Infecção causada por *Trychophyton, Epydermophyton* e *Candida albicans*. A infecção acomete as unhas e as dobras periungueais das mãos e dos pés, iniciando na extremidade livre da lâmina ungueal, que se torna gradativamente opaca, esbranquiçada ou amarelada.

Com a evolução do processo, pode ser totalmente acometida tornando-se dura, espessa, irregular e, ocasionalmente, apresenta fraturas e deslocamento do leito ungueal. A dobra periungueal apresenta-se tumefeita, tensa e dolorosa. A infecção pode acometer várias unhas, com desconforto e deformações.

Pitiríase versicolor

Infecção crônica da pele causada por *Malassezia furfur*. Caracterizada por máculas descamativas de cor variável, hipocrômicas, amareladas, pardacentas e róseas localizadas no tórax, pescoço e membros, podendo atingir a face e o couro cabeludo.

Tinha negra

Infecção cutânea causada por *Cladosporium mansoni* na Ásia, e *Cladosporium wernecki* nas Américas. Caracterizada por máculas de cor negra ou pardacenta, marginadas e descamativas, não pruriginosas, principalmente, nas regiões palmares e bordas dos dedos.

▸ Dermatofítides

Reação de hipersensibilidade consequente à infecção micótica causada por dermatófitos. Aparecem sob a forma de lesões vesiculosas e bolhosas nos dedos ou regiões palmares, em geral, secundárias a foco dos pés, e lesões pápulo-foliculares ou vesiculosas, disseminadas no tronco, extremidades e raramente na face.

Histoplasmose

Micose sistêmica, endêmica, causada pelo *Histoplasma capsulatum*, encontrado no solo, principalmente no solo contaminado por dejetos de galinhas, pombos e morcegos.

Os seres humanos são infectados ao inalar poeira contendo esporos, envolvendo, especialmente, galinheiros e cavernas de morcegos. As aves domésticas não são infectadas, em virtude da alta temperatura corporal, porém os morcegos podem ser infectados.

É a micose sistêmica mais comum nos Estados Unidos da América, principalmente ao longo dos rios. No Brasil, foram descritos focos nas regiões Sul e Sudeste; nos estados de Pernambuco e da Bahia; e no Distrito Federal. No Estado do Espírito Santo, foram encontrados altos índices de infecção nas cidades de Vitória, Cachoeiro de Itapemirim e Domingos Martins.

Acomete, principalmente, os pulmões, sendo a forma disseminada encontrada em indivíduo imunologicamente deprimido como criança com o sistema imune imaturo, receptor de órgãos tratado com corticosteroide e indivíduo infectado com o vírus da imunodeficiência humana.

Coccidioidomicose

Micose sistêmica, endêmica no Sudoeste dos Estados Unidos da América, México e Américas do Sul e Central, causada pelo *Coccidioides immitis*. Nas regiões endêmicas, o *Coccidioides immitis* cresce alguns centímetros abaixo da superfície do solo e a poeira causada por temporais leva ao aumento das partículas fúngicas no ar, que inalados causam, principalmente, doença pulmonar.

A disseminação extrapulmonar, decorrente da disseminação hematogênica, geralmente acontece nos indivíduos imunodeprimidos, como os receptores de órgãos e os portadores da síndrome de imunodeficiência humana e linfoma.

▸ Blastomicose

Micose sistêmica, endêmica no Sul e Centro-Norte dos Estados Unidos da América, sendo encontrado focos isolados na África e Américas Central e do Sul, causada pelo *Blastomyces dermatitidis*.

A infecção é adquirida após inalação de esporos dos fungos, determinando doenças pulmonar e extrapulmonar, através da disseminação hematogênica, principalmente na pele, ossos, articulação e sistema urogenital masculino, predominando a infecção cutânea.

Encontrado em solo quente, úmido, enriquecido por vegetação ou madeira decomposta, sendo o indivíduo exposto ao solo ou ao ar livre por lazer ou profissão, o mais suscetível de contrair a infecção. Raramente é patógeno oportunista em indivíduo imunodeprimido.

▸ Paracoccidioidomicose

Micose sistêmica, granulomatosa, crônica, endêmica no México e Américas do Sul e Central, causada pelo *Paracoccidioides brasiliensis*, encontrado no solo e em vegetais. No Brasil, as áreas de maior incidência são nos estados de São Paulo, Rio de Janeiro, Minas Gerais, Rio Grande do Sul e Mato Grosso.

A infecção é adquirida pela inalação de esporos por indivíduos que trabalham ao ar livre, acometendo, principalmente, os do sexo masculino. A penetração através das mucosas e da pele dá-se após lesões traumáticas, sendo considerada a principal porta de entrada da doença.

A infecção envolve os pulmões, a pele, as mucosas e os linfonodos. Geralmente, não é considerada doença fúngica oportunista, apesar de ter-se descrito casos em indivíduos imunocomprometidos, sobretudo nos portadores da síndrome de imunodeficiência adquirida.

Criptococose

Micose sistêmica de distribuição mundial, subaguda ou crônica, nos seres humanos e em outros animais, causada pela inalação de *Cryptococcus neoformans*.

Acomete a pele, os ossos, a próstata e, principalmente, os pulmões e o sistema nervoso central do ser humano, independente do sexo, idade ou profissão.

Classificada como micose oportunista, é frequente em indivíduo imunodeprimido, incluindo o submetido a tratamento com corticosteroide e o portador da doença de Hodgkin, da sarcoidose e da síndrome de imunodeficiência adquirida.

Encontrado no solo, excretas de pombos e outras aves, leite, pele, e nos sistemas digestório e respiratório do ser humano sadio.

Esporotricose

Micose crônica de distribuição mundial, causada pelo *Sporotrichum schenckii*, encontrado no solo, madeira e plantas. Caracterizada por quadro clínico polimorfo, resultante do desenvolvimento de gomas que, frequentemente, evoluem para a supuração e ulceração nos linfonodos, pele e tecido subcutâneo.

O ser humano adquire a infecção através de lesões traumáticas da pele e raramente pelas vias respiratórias. A disseminação hematogênica atinge músculos, ossos e demais órgãos. De maior incidência nas áreas rurais, acomete, principalmente, os lavradores.

No Brasil, é frequentemente encontrada nos estados da Bahia, Minas Gerais, São Paulo e Rio Grande do Sul. Não é considerado patógeno oportunista, embora seja cada vez mais diagnosticada em indivíduos imunodeprimidos.

Candidíase

Infecção micótica de distribuição mundial, causada, principalmente, pela *Candida albicans*, encontrada na flora da mucosa oral, gastrintestinal e vaginal, no solo, nos hospitais e nos alimentos. Pode ser transmitida por contato humano interpessoal através da relação sexual, mãos de pessoal médico e durante o nascimento, colonizando a orofaringe do recém-nascido.

Pode determinar doenças localizadas ou generalizadas com manifestações mucocutâneas ou sistêmicas. As lesões mucosas são multiformes, caracterizadas por placas esbranquiçadas, cremosas, circunscritas com halo eritematoso. Incluem estomatite cremosa, queilite, estomatite angular, tonsilite, faringite, esofagite, proctite, conjuntivite, uretrite e vulvovaginite.

As cutâneas caracterizam-se por áreas eritematosas e descamativas, com lesões satélites vesiculosas, pustulosas ou eritematosas. Localizam-se nas dobras e superfícies cutâneas justapostas. A doença sistêmica, isolada ou associada a lesões difusas da pele e das mucosas, é rara.

Na atualidade, a candidíase é a doença fúngica oportunista mais comum, em virtude do aumento progressivo do uso de antibióticos, medicamentos imunossupressores e citotóxicos, do uso prolongado de próteses, cateteres e sondas vesicais, do transplante de órgãos e da síndrome de imunodeficiência adquirida.

▸ Aspergilose

Infecção micótica de distribuição mundial, causada por *Aspergillus fumigatus, Aspergillus flavus, Aspergillus niger* e *Aspergillus terreus*, encontrada no solo fértil, ar, piscina, sauna, viveiro e na poeira domiciliar.

São patógenos importantes de insetos, pássaros e dos seres humanos.

Produzem toxinas, sobretudo a aflatoxina, um dos carcinógenos mais potentes conhecidos, que contaminam a cadeia alimentar dos seres humanos e de outros animais.

A doença é adquirida pela inalação e apresenta-se como doença localizada ou invasiva. Sua maior prevalência é no envolvimento do sistema respiratório, sendo a forma invasiva, em geral, um problema de indivíduo imunocomprometido, principalmente no tratamento com droga antineoplásica, na leucemia aguda, no transplante cardíaco e no diabetes.

Micetoma

Infecção subcutânea crônica, localizada, causada por fungos e bactérias. Dentre os fungos, menciona-se a *Pseudallescheria boydii, Aspergillus nidulans, Madurella mycetomatis, Madurella grisea*, e espécies do gênero *Trychophyton, Microsporum* e *Fusarium* entre outras.

Entre as bactérias, cita-se, principalmente, a *Nocardia brasiliensis, Nocardia asteroides, Nocardia caviae, Actinomadura madurae* e *Streptomyces somaliensis*. Sendo a *Pseudallescheria boydii* a causa mais comum de micetoma nos Estados Unidos da América e a *Nocardia brasiliensis* e a *Actinomadura madurae* as bactérias mais isoladas na América Central, América do Sul e no Caribe.

Aproximadamente 40% dos casos de micetoma são decorrentes de fungos verdadeiros sendo chamados de eumicetoma, e 60% são causados por actinomicetos, sendo chamados de actinomicetomas.

A maioria dos agentes etiológicos são isolados do solo e dos espinhos de plantas nas áreas onde a infecção é endêmica, como é o caso da África, da Índia, da América do Sul, da América Central e do Extremo Oriente.

A doença inicia-se pela inoculação direta do agente na pele ou nas superfícies mucosas traumatizadas, mais frequente nos seres humanos que trabalham no campo e sofrem repetidos traumatismos nos pés.

FARMACOLOGIA

Uso de Medicamentos e Uso, Abuso e Dependência de Drogas

INTRODUÇÃO

A farmacologia, ciência que estuda as propriedades dos fármacos, engloba em sua totalidade o conhecimento da história, origem, propriedades químicas e físicas, composição, efeitos bioquímicos e fisiológicos, mecanismo de ação, absorção, distribuição, biotransformação, eliminação e propriedades terapêuticas dos fármacos, que se conceitua como qualquer substância química utilizada como medicamento.

Dentre todos os itens citados, destacam-se a absorção, a distribuição, a biotransformação, a eliminação, os efeitos bioquímicos e fisiológicos e o mecanismo de ação.

A ignorância em relação a qualquer desses itens levará ao fracasso médico, seja na escolha do medicamento, dose usada, produção de efeitos colaterais ou mesmo toxicidade.

Dentro do conceito da farmacoterapêutica, é de suma importância, ao médico, o conhecimento da farmacocinética, que estuda a absorção, a distribuição, a biotransformação, e a eliminação dos medicamentos; e da farmacodinâmica, que estuda os efeitos bioquímicos e fisiológicos e o mecanismo de ação.

A utilidade terapêutica de um medicamento depende da capacidade de produzir os efeitos desejados com o mínimo de efeitos colaterais, adversos e ou tóxicos.

A partir desse momento serão apresentados os passos fundamentais no uso de medicamentos. Em primeiro lugar, um medicamento para atuar precisa estar presente em concentração apropriada no local de ação, para isso deve ser absorvido, distribuído e ligar-se ao receptor para atuar no tecido apropriado.

Após sua ação farmacoterápica, sofre a biotransformação, dando origem a metabólitos ativos, muitas vezes tóxicos, e ou inativos, aumentando sua eliminação, principalmente pelas vias renais e biliares.

Vários fatores interferem na farmacocinética dos medicamentos e, consequentemente, nos seus efeitos. Dentre os fatores bioquímicos do indivíduo, encontra-se a idade, o sexo, a velocidade de eliminação, a tolerância, as variáveis fisiológicas, o peso, os fatores patológicos e genéticos.

Entre os fatores externos, existem os erros médicos, os erros de medicação, a dose usada, a via de administração, o horário da administração e a colaboração do paciente.

Todos esses fatores, se efetuados inadvertidamente por parte do médico ou do paciente, levarão a maior exposição de seus efeitos tóxicos.

Portanto, cabe principalmente ao médico a responsabilidade do uso correto e seguro com base no conhecimento profundo de sua farmacocinética, farmacodinâmica e farmacoterapêutica.

A toxicologia, parte da farmacologia que estuda os efeitos adversos dos medicamentos, refere-se não somente aos medicamentos empregados em terapêutica, mas também a muitas outras substâncias químicas que podem ser responsáveis por intoxicações caseiras, ambientais ou industriais.

Sendo assim, o médico precisa estar atento aos princípios gerais aplicáveis à prevenção, reconhecimento e tratamento do envenenamento por medicamentos ou por substância química de qualquer origem.

A toxicidade medicamentosa é o maior perigo a que se expõem os usuários de medicamentos químicos. Nenhum medicamento está livre de efeitos tóxicos, alguns podem ser sérios e mesmo fatais.

É sabido por todos os profissionais da saúde, que há doenças induzidas por medicamentos, isso, porém, não tem sido suficiente para o desenvolvimento de maiores cuidados na utilização destes.

Pelo contrário, com a introdução na clínica de medicamentos de maior e mais ampla "eficácia", aumenta o índice de toxicidade medicamentosa.

Sabe-se, também, que os efeitos adversos das substâncias não aparecem apenas por causa de sua toxicidade intrínseca e sim pelo mau uso dessas substâncias.

Desse modo, muitos efeitos colaterais poderiam ser evitados, se os medicamentos fossem usados mais cuidadosa e sabiamente, prática que não ocorre comumente.

Entre as doenças originadas por medicamentos, menciona-se alergias, as discrasias sanguíneas, a hepatotoxicidade e a nefrotoxicidade, os efeitos teratogênicos, a toxicidade comportamental, a dependência medicamentosa e a intoxicação medicamentosa.

A alergia medicamentosa, que representa o maior problema no uso de alguns medicamentos, está ligada a uma reação de hipersensibilidade individual e pode assumir as características de um simples quadro alérgico até o choque anafilático.

As discrasias sanguíneas, originadas, principalmente, pelo efeito tóxico direto de medicamentos sobre a medula óssea, são responsáveis por complicações sérias e fatais como leucopenia, granulocitopenia, anemia aplástica, anemia hemolítica, trombocitopenia e defeitos nos fatores da coagulação.

A hepatotoxicidade e nefrotoxicidade por medicamentos são muito comuns por efeito tóxico direto em virtude da sua alta concentração nestes órgãos. No fígado, surge principalmente a toxicidade hepatocelular e a colestase intra-hepática; e nos rins, a glomerulopatia e a síndrome nefrótica medicamentosa.

Os efeitos teratogênicos têm mostrado que as substâncias medicamentosas podem interferir no desenvolvimento fetal. Toda medicação desnecessária deve ser evitada durante a gestação, já que poucas informações clínicas existem sobre o possível perigo teratogênico da maioria das substâncias.

No entanto, a gestação pode não ser diagnosticada na época de maior fragilidade fetal, assim, todos os medicamentos, desprovidos de segurança razoável com base em longo tempo de uso e não em pesquisas laboratoriais de curto prazo, devem ser evitados pelas mulheres em idade fértil.

A toxicidade comportamental se aplica mais amplamente aos medicamentos psicofarmacológicos, que interagem sob o humor, a conduta, o funcionamento psicológico, a coordenação motora e outros efeitos que atuam na área emocional e comportamental do indivíduo.

A dependência medicamentosa advém do abuso de medicamentos que alteram o humor ou o comportamento, tendo como aspecto comum a dependência psíquica e a dependência física.

Entre os medicamentos e substâncias químicas, usados abusivamente, encontram-se os opiáceos, os barbitúricos e benzodiazepínicos, o etanol, as anfetaminas, a cocaína, o LSD e a maconha.

A intoxicação medicamentosa resulta do envenenamento acidental. Nos adultos, prevalece nas tentativas de automedicação, confusão de medicamentos e nos propósitos suicidas.

Nas crianças, ocorrem em virtude da negligência dos pais em deixarem ao alcance dos filhos medicamentos e produtos perigosos como os artigos domésticos de limpeza, os inseticidas e os herbicidas.

A partir de agora, serão citados alguns medicamentos mais usados, suas propriedades e seus efeitos colaterais e tóxicos, apresentados em grupos farmacológicos de acordo com o seu modo de ação em depressores do sistema nervoso central, anticonvulsivantes, analgésicos, antitérmicos e anti-inflamatórios, anti-histamínicos, estimulantes do sistema nervoso central, antimicrobianos e corticosteroides.

À dependência medicamentosa e ao abuso de drogas foi destinado um capítulo intitulado *Uso, Abuso e Dependência de Drogas,* em virtude da sua alta prevalência e graves consequências na área médica e social.

É de fundamental importância ressaltar, nesse momento, que o decreto 793 de 05/04/93, através de alteração em decretos anteriores, atribui responsabilidades a órgãos competentes, no controle comercial de medicamentos e outros produtos farmacêuticos, determinando que, a partir de 09/11/93, todos os produtos farmacológicos devem conter o nome genérico da substância ativa do medicamento, em destaque, na embalagem, cuja finalidade principal é diminuir os custos dos medicamentos, já que há possibilidade de o farmacêutico fornecer o medicamento de menor custo entre aqueles de mesmo nome genérico.

Ficou também determinado aos profissionais de saúde, médicos e odontólogos fazerem suas prescrições e receitas, usando a nomenclatura genérica.

Sendo assim, serão citados no estudo de cada substância, os nomes genéricos e os nomes comerciais mais conhecidos, para que o leitor possa identificá-los.

Esta citação não implica uma lista completa dos nomes comerciais, visto o número deles para um único medicamento ter a possibilidade de ser muito vasta.

Além disso, o capítulo visa conscientizar o leitor sobre o perigo no uso de medicamentos químicos por meio de informação científica.

USO DE MEDICAMENTOS

Os conceitos farmacológicos básicos sumarizados neste capítulo se aplicam à caracterização, avaliação e comparação dos medicamentos. Um perfeito entendimento destes princípios é essencial para um futuro estudo mais detalhado de cada medicamento isoladamente.

DEPRESSORES DO SISTEMA NERVOSO CENTRAL

O principal uso das substâncias depressoras encontra-se nos distúrbios do sono e dos estados ansiosos, sendo utilizados também nos estados convulsivos e na medicação pré-anestésica.

Os principais medicamentos utilizados são os barbitúricos e os benzodiazepínicos, passíveis de desenvolver dependência.

▸ Barbitúricos

Os barbitúricos deprimem reversivelmente as atividades de todos os tecidos excitáveis, atividade relacionada com a dose ou a concentração da substância, sendo o sistema nervoso central intensamente sensível a esta ação.

São utilizados principalmente na produção do sono, alterando fase importante do sono que poderá levar a efeitos nocivos. As irregularidades nas fases do sono podem continuar por muitas noites após sua retirada, associadas a pesadelos e sensação de ter dormido mal. Seu uso prolongado aumenta a inquietação durante os últimos estágios do sono e produz ansiedade.

Dentre os efeitos secundários em nível do sistema nervoso central encontra-se a sonolência, as alterações do humor, da capacidade de julgamento e das habilidades motoras refinadas e a irritabilidade.

Os efeitos colaterais são apresentados pela lassidão, vertigem, náusea, vômito, diarreia e, em alguns casos, aumento dos distúrbios emocionais e excitação. Raramente mialgia, nevralgia e dor artrítica persistente após a suspensão.

Todavia, podem desencadear anemia megaloblástica e reações alérgicas variáveis como edema localizado, dermatite eritematosa e a dermatite esfoliativa que pode ser fatal.

No entanto, a erupção cutânea pode estar associada à febre, delírio e alteração degenerativa do fígado e de outros órgãos.

Dentre as muitas preparações encontradas no comércio, tem o Fenobarbital e o Hypnol.

▸ Benzodiazepínicos

Os benzodiazepínicos produzem depressão inespecífica e reversível do sistema nervoso central e partilham da maioria das desvantagens dos barbitúricos, tendo ainda como inconveniente o conhecimento limitado de sua farmacologia e toxicologia.

Por isso, seu uso deveria ser duplamente cuidadoso por parte dos médicos e até mesmo suspenso, fato que, na verdade, não é observado, dado ao uso abusivo dessas substâncias em todo e qualquer quadro de insônia e ansiedade.

Dentre os efeitos mais comuns, tem: sedação, ataxia, incoordenação, disartria, vertigem, desatenção e hipotonia. Raramente observa-se excitação, aumento do apetite com ganho de peso, anorexia com perda de peso, aumento da secreção salivar, aumento das convulsões e secreção bronquial. Seu uso durante a gestação pode determinar defeitos congênitos.

Outros efeitos incluem a sonolência, a agressividade, o aumento da ansiedade e impulsos suicidas súbitos em pacientes submetidos a altas doses.

Dentre os benzodiazepínicos mais utilizados, encontra-se o clordiazepóxido e o diazepam, com ação na ansiedade e na insônia.

O clordiazepóxido possui como efeito tóxico erupção cutânea, náusea, cefaleia, diminuição da função sexual, agranulocitose, vertigem e alterações no ciclo menstrual.

O diazepam possui como efeito tóxico a depressão cardiovascular e respiratória após uso intravenoso.

O clordiazepóxido é encontrado isoladamente no mercado como Tensil e Psicosedin e em associação a outras substâncias como Limbitrol, Menotensil e Menostress. O diazepam é encontrado isoladamente como Diazepam, Somaplus e Valium, e em associação a outras substâncias como Ansiolin e Menopax.

ANTICONVULSIVANTES

O objetivo principal do uso dos anticonvulsivantes na terapêutica da epilepsia é a supressão completa de todas as convulsões, sem prejudicar as funções do sistema nervoso central.

São usados, frequentemente, a difenil-hidantoína, o fenobarbital, a primidona e a carbamazepina.

Difenil-Hidantoína

A difenil-hidantoína exerce atividade antiepiléptica sem determinar depressão geral do sistema nervoso central.

Seus efeitos tóxicos dependem da via, dose e tempo de uso.

Os efeitos relacionados com o uso prolongado são nistagmo, ataxia, diplopia, vertigem, turvação da vista, midríase e paradoxalmente aumento da frequência de convulsões.

As alterações de comportamento compreendem hiperatividade, imbecilidade, confusão, apatia, sonolência e alucinação.

Os sintomas gastrintestinais são náusea, vômito, dor epigástrica e anorexia.

Outras reações incluem efeitos endócrinos como hiperglicemia. Reações de hipersensibilidade, incluindo eritema cutâneo, síndrome de Stevens-Johnson, lúpus eritematoso sistêmico e necrose hepática fatal. Reações hematológicas como neutropenia, leucopenia, anemia aplástica, trombocitopenia, agranulocitose, anemia megaloblástica por interferência na absorção e no metabolismo do ácido fólico. Hiperplasia gengival, osteomalacia e hirsutismo.

Seu uso durante a gestação pode determinar defeitos congênitos e hipoprotrombinemia e hemorragia no recém-nascido dependente de vitamina K.

A difenil-hidantoína é encontrada comercialmente como Hidantal, Epelin e Fenitoína.

Fenobarbital

O fenobarbital é o mais utilizado dos anticonvulsivantes.

Seus efeitos tóxicos são sedação, irritabilidade e hiperatividade em criança, confusão no idoso, eritema cutâneo, osteomalacia e anemia megaloblástica.

Se usado durante a gestação, poderá determinar defeitos congênitos e hipoprotrombinemia e hemorragia no recém-nascido.

O fenobarbital é encontrado isoladamente no comércio como Fenobarbital e Gardenal e em associação a outras substâncias como Comital "L", Franol e Provago.

Primidona

A primidona se assemelha ao fenobarbital em muitos efeitos anticonvulsivantes.

Sua toxicidade inclui sedação, vertigem, náusea, vômito, ataxia, diplopia, nistagmo, osteomalacia, anemia megaloblástica, lúpus eritematoso sistêmico, reação psicótica aguda, manifestação alérgica, leucopenia e trombocitopenia.

Seu uso durante a gestação pode determinar defeito congênito e hemorragia no recém-nascido.

Encontrada comercialmente como Primidona.

Carbamazepina

A carbamazepina possui efeito anticonvulsivante semelhante a difenil-hidantoína.

Seus efeitos mais comuns incluem diplopia, turvação da vista, sonolência, vertigem, náusea, vômito e ataxia.

Sua toxicidade está associada a efeitos graves como anemia aplástica letal, leucopenia, púrpura trombocitopênica, icterícia hepatocelular e colestática, oligúria aguda com hipertensão, tromboflebite, insuficiência ventricular esquerda, colapso cardiovascular, eritema cutâneo, síndrome de Stevens-Johnson e lúpus eritematoso sistêmico.

Seu uso durante a gestação pode determinar defeitos congênitos.

A carbamazepina é comercialmente encontrada como Carbamazepina e Tegretol.

ANALGÉSICOS, ANTITÉRMICOS E ANTI-INFLAMATÓRIOS

Os salicilatos, principal substância química do grupo, e os agentes correlatos são classificados como antitérmicos, anti-inflamatórios e analgésicos brandos, não narcóticos, visando diferenciá-los dos analgésicos narcóticos.

Os analgésicos narcóticos possibilitam o alívio da maioria das modalidades e gradações da dor. Seu uso está associado a uma tolerância significativa, dependência física e tendência à dependência química, sendo encontrado comercialmente como Dimorf, Demerol, Dolantina e Dolosal.

Os salicilatos e agentes correlatos, promovem o alívio da dor branda a moderada, não se caracterizando por tolerância significativa ou suscetibilidade à dependência física e química.

▸ Salicilatos

O ácido acetilsalicílico (AAS) constitui o salicilato mais utilizado. Possui efeito analgésico, antitérmico e anti-inflamatório.

Seus efeitos colaterais em nível do trato gastrintestinal incluem náusea, vômito, irritação gástrica local, ulceração gástrica e hemorragia.

No sangue, atua decrescendo a concentração de ferro plasmático, diminuindo o tempo de sobrevida dos eritrócitos e aumentando o tempo de sangramento, devendo ser evitado em pacientes com lesões hepáticas graves, hipoprotrombinemia, deficiência de vitamina K, hemofilia e no mínimo sete dias antes de cirurgias, em virtude da indução de fenômenos hemorrágicos.

Por fim, existem reações de hipersensibilidade de grande importância médica, podendo manifestar-se através de erupção cutânea e fenômenos anafiláticos como edema laringeano e asma.

Seu uso crônico em alta dose durante a gestação aumenta a duração da gestação e a frequência da pós-maturidade, e prolonga o trabalho de parto espontâneo. Em dose tóxica, produziu efeitos teratogênicos em animais de laboratórios.

Quando em doses elevadas, seus efeitos tóxicos em nível do sistema nervoso central consistem em estimulação seguida de depressão, confusão, torpor, zumbido, delírio, psicose, estupor e coma.

Sua toxidez no sistema respiratório contribui para a instalação de graves distúrbios do equilíbrio acidobásico pela estimulação da respiração.

Os salicilatos são amplamente utilizados por médicos e leigos, muitas vezes sem noção real do enorme perigo a que se submetem ou expõem a outros.

São utilizados na febre, dor, resfriado, gota, febre reumática aguda, artrite reumatoide, na profilaxia da trombose venosa e na embolia pulmonar.

Em decorrência do seu uso abusivo é grande a incidência de reações tóxicas, principalmente na insuficiência renal ou hepática, na discrasia sanguínea, na patologia auditiva e em criança febril e desidratada, nas quais doses baixas podem levar à intoxicação.

Seu uso em paciente asmático pode desencadear reação de hipersensibilidade, muitas vezes refratária ao tratamento.

Entre os sintomas da intoxicação salicílica branda, destacam-se cefaleia, vertigem, zumbido no ouvido, deficiência auditiva, perturbação visual, confusão mental, sonolência, sudorese, sede, náusea, vômito, diarreia, desequilíbrio acidobásico e hidroeletrolítico e fenômeno hemorrágico.

O uso de salicilato de metila, reservado para uso externo, em músculos e articulações doloridas pode levar à absorção cutânea, capaz de produzir intoxicação sistêmica grave.

Os salicilatos são encontrados isoladamente no comércio como Ácido Acetilsalicílico (AAS), Aspirina, Acetin, Alidor, Melhoral Infantil, Ronal e em associação com outras substâncias como Alka-Seltzer, Aspirisan, Buferin, Cibalena-A, Coristina D, Doloxene-A, Doril, Melhoral, Persantin S, Procor-S e Sonrisal.

Para uso tópico, o salicilato de metila em associação é encontrado comercialmente como Aliviador, Gelol e Mialgex.

Fenilbutazona

A fenilbutazona, agente anti-inflamatório, possui efeitos anti-inflamatórios semelhantes aos salicilatos, porém alta toxicidade.

É utilizada, em virtude de sua toxicidade, nos episódios agudos de gota aguda, artrite reumatoide, espondilite anquilosante e osteoartrite, após ineficácia dos demais anti-inflamatórios, não ultrapassando o seu uso a uma semana de tratamento, devendo ser acompanhado de exames de sangue periódicos e supervisão médica constante.

Entre os efeitos tóxicos e colaterais, destacam-se irritação gástrica, úlcera péptica, hepatite, nefrite, reações de hipersensibilidade, anemia aplástica, leucopenia, agranulocitose e trombocitopenia, sendo a anemia aplástica e a agranulocitose capazes de levar à morte. Produz retenção de sódio e cloreto, induzindo à redução do volume urinário com formação de edema e, em alguns casos, insuficiência cardíaca congestiva e edema agudo de pulmão. Reduz a captação de iodo pela tireoide, induzindo o bócio e o mixedema.

Também desloca outros agentes anti-inflamatórios, anticoagulantes hipoglicemiantes orais, sulfonamidas e outros medicamentos de suas ligações com proteínas plasmáticas, podendo levar ao aumento dos efeitos farmacológicos ou tóxicos da substância deslocada. Seu efeito hepático pode inibir a inativação de substâncias metabolizadas pelo fígado.

Em decorrência dos seus graves efeitos adversos é contraindicada, principalmente no hipertenso, no cardiopata, no doente renal e hepático, na úlcera péptica e no idoso.

É encontrada isoladamente no comércio como Butazolidina e em associação a outras substâncias como Algiflan, Butapirin, Mioflex e Reumix.

A oxifenbutazona, um dos seus principais metabólitos ativos, apresenta farmacologia, metabolismo, uso terapêutico e toxicidade análogos à fenilbutazona.

É encontrada comercialmente em associação a outras substâncias como Algi Reumac, Tandrex e Tandrilax.

Indometacina

Agente anti-inflamatório, antitérmico e analgésico. Devido a sua toxicidade não é recomendável como antitérmico e analgésico.

Seus efeitos tóxicos e colaterais mais comuns em nível do trato gastrintestinal são náusea, dor abdominal, úlcera péptica e diarreia, associada à lesão ulcerativa do intestino.

Em nível do sistema nervoso central produz cefaleia, vertigem, confusão mental, depressão e alucinação.

Em nível do sistema hematopoético produz neutropenia, trombocitopenia e anemia aplástica.

Responsável por ativação de infecção latente, levando à reação de hipersensibilidade e septicemia.

Não deve ser usada durante a gestação, em criança, em operador de máquina, em paciente com distúrbio psiquiátrico, epilepsia, doença de Parkinson, afecção renal e úlcera péptica.

É usada na artrite reumatoide, espondilite anquilosante, osteoartrose e artrite psoriática.

Encontrada comercialmente como Indocid.

Acetaminofeno

Apresenta efeito analgésico e antitérmico semelhante ao do ácido acetilsalicílico (AAS) e baixa atividade anti-inflamatória, sendo, portanto, usado como analgésico e antitérmico.

Dentre os efeitos colaterais, destacam-se em nível do sistema nervoso central, euforia, delírio, vertigem, agitação e excitação, podendo contribuir para a formação de hábitos.

Apresenta como toxicidade reações alérgicas, neutropenia, pancitopenia e leucopenia.

Dose aguda excessiva pode levar à necrose hepática, potencialmente fatal; à necrose tubular renal; ao coma hipoglicêmico; à metemoglobinemia; e à trombocitopenia.

Encontrado isoladamente no comércio como Dôrico, Pacemol, Paracetamol e Tylenol e em associação a outras substâncias como Algiflan, Algi Reumac, Buscopan Plus, Cibalena-A, Descon, Dorilax, Ormigrein, Parcel, Parenzyme Analgésico, Resprin, Sinutab, Tandrex e Tandrilax.

Antipirina, Aminopirina e Dipirona

A antipirina e a aminopirina são intimamente relacionadas em seus efeitos terapêuticos e colaterais. Foram introduzidas na medicina no final do século XIX como antitérmicos, em seguida passaram a ser utilizadas como analgésicos e anti-inflamatórios.

Nos Estados Unidos da América, seu uso foi praticamente abolido, após ter sido reconhecida, na aminopirina, toxicidade medular óssea fatal.

No entanto, a antipirina continua sendo empregada em alguns países, em geral, fazendo parte de associações analgésicas.

A aminopirina e sua congênere, a dipirona, causam alta incidência de agranulocitose e, em certos indivíduos, cada dose provoca uma queda acentuada no número total de leucócitos, associada a calafrio, cefaleia e dor muscular e articular durante algumas horas.

A dipirona é contraindicada em indivíduo asmático, em infecção respiratória crônica e em hipersensível a qualquer tipo de substância, podendo desenvolver choque.

Seu uso é contraindicado em lactente menor de três meses ou com menos de cinco quilos, em indivíduo com distúrbio hematopoético, na doença hepática, na doença metabólica, no diabético e durante a gestação, principalmente no primeiro trimestre e nas últimas seis semanas da gestação.

Apresenta como efeito colateral, reação de hipersensibilidade, granulocitopenia ou agranulocitose.

A venda de aminopirina e dipirona foi proibida nos Estados Unidos da América desde 1938 e a antipirina, por estar intimamente relacionada com a aminopirina, seu uso não é recomendado.

É encontrada isoladamente no comércio como Analgex, Conmel, Dipirona, Doril P Gotas, Farmidon Supositório, Novalgina e Magnopyrol e em associação a outras substâncias como Anador, Beserol, Buscopan Composto, Dorflex, Lisador, Mio-Citalgan e Neosaldina.

Diclofenaco

O diclofenaco possui propriedade anti-inflamatória, analgésica e antitérmica.

Usado na artrite, espondilite, osteoartrose, síndrome dolorosa da coluna vertebral, gota aguda, reumatismo, dismenorreia, dor ortopédica e traumática.

Apresenta como reação adversa, efeito sobre o sistema digestório, sistema nervoso central, sistema urogenital e reação de hipersensibilidade.

No trato gastrintestinal é frequente gastralgia, náusea, vômito, diarreia, cólica abdominal, dispepsia, flatulência e anorexia.

Raramente encontra-se hemorragia gastrintestinal, úlcera péptica, colite hemorrágica, exacerbação de colite ulcerativa ou doença de Crohn, estomatite, lesão esofágica e prisão de ventre.

No sistema nervoso central, com certa frequência, ocorrem cefaleia, vertigem e sonolência. Raramente distúrbio da memória, visão e audição, irritabilidade, convulsão, depressão, ansiedade, pesadelo e tremor.

No sistema urinário, acontece insuficiência renal aguda, hematúria, proteinúria, nefrite e síndrome nefrótica.

As reações de hipersensibilidade incluem erupção cutânea, púrpura, eczema, eritema multiforme, síndrome de Stevens-Johnson, asma e reação anafilática.

Pode surgir ainda elevação da TGO, TGP, hepatite, trombocitopenia, leucopenia, anemia hemolítica e aplástica, agranulocitose, palpitação, hipertensão arterial sistêmica e impotência sexual.

Seu uso é contraindicado na gestação, na lactação, na úlcera péptica, em indivíduo portador de asma e rinite e em hipersensível ao ácido acetilsalicílico (AAS) e outros anti-inflamatórios.

Encontrado comercialmente como Cataflam, Artren, Biofenac, Diclofenaco Sódico, Fenaren, Voltaflex e Voltaren.

Ibuprofeno

O ibuprofeno possui propriedade anti-inflamatória, analgésica e antitérmica.

Usado em contusão, distensão, luxação, fratura, tendinite, bursite e reumatismo.

Apresenta como reação adversa gastralgia, anemia hemolítica, hemorragia gastrintestinal, náusea, agranulocitose, trombocitopenia, vômito e anemia aplástica.

Seu uso é contraindicado na gestação, na lactação, no asmático, na úlcera gastroduodenal, nas doenças cardíacas, renais e hepáticas.

Encontrado isoladamente no comércio como Artril e Danilon e em associação a outras substâncias como Algi-Danilon e Algifen.

Naproxeno

O naproxeno possui propriedade anti-inflamatória, analgésica e antitérmica.

Usado em artrose, artrite, tendinite, sinovite, lumbago, distensão, luxação, dismenorreia, gota, bursite e enxaqueca.

Apresenta como reação adversa desconforto abdominal, cefaleia, náusea, vertigem, alopecia, reação anafilática, angioedema, anemia hemolítica, meningite asséptica, colite, convulsão, eritema multiforme, anemia aplástica, sangramento gastrintestinal, úlcera péptica, granulocitopenia, hepatite, diminuição da acuidade auditiva, hematúria, insônia, icterícia, glomerulonefrite, síndrome nefrótica, insuficiência renal aguda, erupção cutânea, síndrome de Stevens-Johnson, estomatite e trombocitopenia.

Seu uso é contraindicado na gestação, na lactação, em doente cardíaco, em indivíduo com história de hipersensibilidade ao ácido acetilsalicílico (AAS) e outros anti-inflamatórios, em portador de úlcera péptica e outras doenças gastrintestinais, em distúrbio da coagulação, em indivíduo com uso de anticoagulante, na cirrose hepática, na insuficiência cardíaca congestiva, na doença renal e em idoso.

Encontrado comercialmente como Flanax e Naprosyn.

Piroxicam

O piroxicam possui propriedade anti-inflamatória, analgésica e antitérmica.

Usado em artrite, osteoartrite, artrose, espondilite anquilosante, distúrbio musculoesquelético agudo, gota aguda, traumatismo e dismenorreia.

Apresenta como reação adversa estomatite, anorexia, náusea, prisão de ventre, flatulência, diarreia, dor abdominal, sangramento gastrintestinal, úlcera péptica, vertigem, cefaleia, sonolência, insônia, depressão, alucinação, confusão mental, alteração do humor, edema dos tornozelos e dos olhos, prurido, anafilaxia, broncoespasmo, síndrome de Stevens-Johnson, anemia hemolítica e aplástica, trombocitopenia, púrpura não trombocitopênica, leucopenia, eosinofilia, epistaxe, icterícia, hepatite fatal, pancreatite, palpitação, dispneia, hipoglicemia e hiperglicemia, nefrite e alterações oculares.

Seu uso é contraindicado na gestação, na lactação, em crianças com menos de doze anos, na úlcera péptica, na asma, na insuficiência renal, na cirrose hepática, na insuficiência cardíaca congestiva, em doença renal, na hipertensão arterial sistêmica e em pacientes que fazem uso de anticoagulante.

Encontrado comercialmente como Feldene, Flogoxen e Piroxicam.

ANTI-HISTAMÍNICOS

Medicamentos capazes de se opor à ação da histamina receberam a denominação genérica de anti-histamínicos. Inúmeras pesquisas demonstraram que os anti-histamínicos tradicionais bloqueavam eficazmente muitas respostas à histamina, mas fracassavam na inibição de outras, em especial na secreção gástrica ácida.

A descoberta de bloqueadores da secreção gástrica e outros efeitos refratários aos anti-histamínicos tradicionais, deu início a nova classificação da categoria.

Aos anti-histamínicos tradicionais denominou-se bloqueadores dos receptores H1 da histamina ou bloqueadores H1 e a nova classe de antagonistas histamínicos denominou-se bloqueadores dos receptores H2 da histamina ou bloqueadores H2.

▸ Bloqueadores H1

As substâncias bloqueadoras dos receptores H1 da histamina atuam no tratamento sintomático de várias doenças alérgicas e na síndrome do movimento.

Dentre as doenças alérgicas, com boa resposta ao tratamento com bloqueadores dos receptores H1 da histamina, encontra-se a polinose, a urticária, a febre do feno, a dermatite atópica, a dermatite de contato, a picada de insetos, o controle das reações transfusionais não hemolíticas e não febris e as reações medicamentosas atribuídas a fenômenos alérgicos.

Seu uso é de valor secundário e, em alguns casos, de nenhum valor no tratamento de certas manifestações alérgicas graves, como na crise asmática grave, cabendo à adrenalina e à teofilina o tratamento adequado.

Igualmente no tratamento do angioedema grave e da anafilaxia sistêmica, sendo a adrenalina o principal medicamento.

A mais comum aplicação de certos bloqueadores H1 refere-se à profilaxia e tratamento da síndrome do movimento, que se manifesta no decurso das viagens por mar, terra e ar.

Seu emprego no controle da tosse é discutível, pois sua atividade antialérgica ou sedativa poderá ser contraposta pela propriedade de tornar viscosa a secreção bronquial e dificultar a expectoração.

No resfriado comum, apesar da crença popular, são ineficazes, atuando somente sob a coriza.

Em doses terapêuticas, todos os bloqueadores dos receptores H1 da histamina dão origem a efeitos secundários, que forçam a interrupção da medicação.

O efeito colateral de maior incidência e comum a todos os medicamentos deste grupo é a sedação, interferindo nas atividades diurnas, diminuindo a capacidade mental e reduzindo a atividade reflexa.

Outras reações adversas são a vertigem, o zumbido no ouvido, a lassidão, a incoordenação, a fadiga, o nervosismo, a insônia, a diminuição do apetite, a náusea, o vômito, a prisão de ventre ou a diarreia, a secura na boca, garganta e vias respiratórias, a disúria, a palpitação, a hipotensão arterial sistêmica, a cefaleia, a dermatite alérgica, principalmente pelo uso tópico e a leucopenia e a agranulocitose, que, embora raras, já foram descritas.

Os derivados da piperazina usados na síndrome do movimento, apresentaram efeitos teratogênicos em animais de laboratórios, sendo contraindicados nas mulheres grávidas e ou em vias de engravidar.

Por serem usados em larga escala por médicos e leigos, a intoxicação aguda é relativamente frequente, muitas vezes constituindo causa de intoxicação acidental em criança ou instrumento de tentativa suicida em adulto.

Os efeitos da intoxicação, na criança pequena, compreendem alucinação, agitação, ataxia, incoordenação motora, convulsão, pupila dilatada e fixa, rosto congestionado, febre e coma profundo com colapso cardiorrespiratório e morte, geralmente dentro de duas a dezoito horas.

No adulto, a congestão e a febre nem sempre se manifestam e a fase de excitação é frequentemente precedida de sonolência e coma.

Os principais grupos desses medicamentos são as etanolaminas, as piperidinas, as fenotiazinas, as alquilantes, as etilenodiaminas e as piperazinas.

A seguir serão expostos os principais representantes de cada grupo com os seus nomes comerciais.

As etanolaminas compreendem:

- a difenidramina encontrada isoladamente no comércio como Dramin e em associação a outras substâncias como Alergotox, Anador, Benadryl e Caladryl;
- a bromofeniramina encontrada comercialmente em associação a outras substâncias como Bialerge e Dimetapp;
- a clemastina encontrada isoladamente no comércio como Agasten.

As piperidinas compreendem:

- a cipro-heptadina encontrada isoladamente no comércio como Periatin e em associação a outras substâncias como Cobavital, Periatin BC e Periavita;
- a azatadina encontrada comercialmente em associação a outras substâncias como Cedrin.

As fenotiazinas compreendem:

- a prometazina encontrada isoladamente no comércio como Fenergan e Prometazina e em associação a outras substâncias como Lisador.

As alquilantes compreendem:

- a clorfeniramina encontrada isoladamente no comércio como Rinosbon e Analgin C-R e em associação a outras substâncias como Benegrip e Descon;
- a dexclorfeniramina encontrada isoladamente no comércio como Dex-Clorfeniramina;
- a dextroclorofeniramina encontrada isoladamente no comércio como Polaramine.

As etilenodiaminas compreendem:

- a tripelenamina encontrada comercialmente em associação a outras substâncias como Asmosterona e Telbon Expectorante;
- a pirilamina encontrada comercialmente em associação a outras substâncias como Fluviral, Nasogrip e Nesolon.

As piperazinas compreendem:

- a hidroxizina encontrada comercialmente em associação a outras substâncias como Marax.

Bloqueadores H2

Dentre as respostas induzidas pela histamina, refratárias à inibição pelos bloqueadores dos receptores H1 da histamina, a mais digna de referência é a secreção gástrica. Notável pela sua importância clínica, descobriu-se após pesquisas que esse efeito poderia ser inativado pelos bloqueadores dos receptores H2 da histamina.

O primeiro medicamento considerado potente bloqueador dos receptores H2 da histamina foi a metiamida, que apesar de apresentar notável efeito inibidor sobre a secreção gástrica, poderia produzir agranulocitose, desencorajando a experimentação clínica.

Similares ativos, exibindo espectro farmacológico idêntico podem ser isentos desse risco, sendo usados na úlcera gastroduodenal, na síndrome de Zollinger-Ellison e na esofagite de refluxo.

O tratamento com antagonistas dos receptores H2 da histamina pode mascarar sintomas associados ao carcinoma gástrico e, assim, retardar o diagnóstico.

Os principais bloqueadores dos receptores H2 da histamina compreendem a ranitidina e a cimetidina.

A ranitidina, por ser excretada pelos rins, deve ter sua dose ajustada, quando usada em paciente portador de insuficiência renal.

Seu uso é contraindicado durante a gestação e a lactação.

Os efeitos colaterais mais comuns incluem cefaleia, erupção cutânea, vertigem, prisão de ventre, diarreia, náusea, bradicardia, bloqueio atrioventricular, leucopenia e trombocitopenia.

Raramente acontece hepatite transitória e agranulocitose.

As reações de hipersensibilidade incluem a urticária, o edema angioneurótico, o broncospasmo e a hipotensão arterial sistêmica.

Encontrada comercialmente como Antak e Zylium.

A cimetidina tem seu uso contraindicado na gestação e lactação.

Os efeitos colaterais mais comuns incluem diarreia, cansação, tonteira, erupção cutânea, ginecomastia, galactorreia, leucopenia, agranulocitose, trombocitopenia, anemia aplástica, hepatite, febre, nefrite e pancreatite.

Aumenta a ação de anticoagulantes do tipo Warfarim, da fenitoína e da teofilina.

Na superdosagem, ocorre convulsão.

Encontrada comercialmente como Tagamet e Ulcedine.

ESTIMULANTES DO SISTEMA NERVOSO CENTRAL

Um grande número de substâncias naturais e sintéticas podem produzir estimulação do sistema nervoso central.

Entre elas, destacam-se a cocaína, as anfetaminas e as xantinas.

A cocaína será discutida no capítulo *Uso, Abuso e Dependência de Drogas.*

▸ Anfetaminas

A anfetamina tem poderosa ação estimulante sobre o sistema nervoso central, além de diversas ações periféricas como efeito hipertensor, broncodilatador e estimulante respiratório.

Seus efeitos estimulantes centrais foram usados primariamente para tratamento da narcolepsia e seus efeitos periféricos foram inicialmente empregados em inaladores para tratamento da congestão nasal.

Os efeitos subjetivos de todas as substâncias que atuam centralmente dependem do indivíduo, do meio ambiente, da dose usada e da via de administração.

Dose moderada de anfetamina, administrada por via oral a indivíduo normal, produz elevação do humor, sensação de aumento de energia e do estado de vigília e diminuição do apetite.

Alguns tornam-se ansiosos, irritáveis e loquazes. Outros podem apresentar sonolência transitória, sendo mais comum a insônia.

Entretanto, à medida que a dose é aumentada, os fatores individuais e do meio ambiente tornam-se menos significativos.

Os principais efeitos advindos do emprego das anfetaminas são vigília, alerta e diminuição da sensação de fadiga, melhora do humor, aumento da iniciativa, autoconfiança e melhor capacidade de concentração, alegria e euforia, aumento da atividade motora e da fala, e maior capacidade mental e física.

Muitos destes efeitos estimulantes são em parte os responsáveis pelo uso prolongado da substância e pelo aumento das doses, já que proporcionam, na opinião de muitos usuários, sensação de bem-estar.

O emprego prolongado ou altas doses ocasionam depressão mental e fadiga. Alguns usuários queixam-se de cefaleia, palpitação, vertigem, distúrbio vasomotor, agitação, confusão mental, disforia, apreensão, delírio ou fadiga.

As anfetaminas e substâncias congêneres têm na atualidade sido usadas na tentativa da redução do peso, na narcolepsia e no déficit de atenção.

Seu maior emprego, atualmente é no tratamento da obesidade, sendo usadas para esta ação, principalmente a dextroanfetamina e a metanfetamina, por apresentarem menor efeito colateral periférico.

Contudo, outras substâncias congêneres, por apresentarem menor potencialidade de induzir dependência são preferidas.

As anfetaminas, usadas na redução do peso, apesar de amplamente recomendadas por médicos e encontradas em várias preparações medicamentosas, geralmente associadas ao diazepan, se mostraram de nenhum valor. Seu emprego deve-se em parte a sua ação na diminuição do apetite.

Todavia, a anorexia não é suficiente para a redução contínua do peso em obesos sem uma adicional restrição dietética, atuando, ineficazmente, também nos indivíduos que se superalimentam por fatores psicológicos.

Seu efeito anorexígeno é acompanhado por excitação do humor e aumento do grau de vigília, além de apresentar efeitos colaterais como distúrbios do sono, agitação e psicose.

A tolerância aos efeitos estimulantes das anfetaminas desenvolve-se rapidamente, porém com o uso de doses cada vez mais elevadas aumentam os efeitos tóxicos que incluem delírios e alucinações.

A toxicidade aguda geralmente resulta de doses excessivas e apresenta efeitos centrais, cardiovasculares e digestivos.

Os efeitos centrais incluem irrequietude, vertigem, tremor, tensão psíquica, irritabilidade, fraqueza, insônia, febre, confusão, agressividade, aumento da libido, ansiedade, delírio, alucinação, estado de pânico e tendência a suicídio ou homicídio, especialmente em indivíduo com doença mental.

Os efeitos psíquicos dependem da dose, do estado mental e da personalidade do indivíduo. Em seguida à fase de estímulo central surgem a fadiga e a depressão.

Os efeitos cardiovasculares são comuns e incluem cefaleia, calafrio, palidez ou hiperemia cutânea, palpitação, arritmia cardíaca, dor anginosa, hipertensão ou hipotensão arterial sistêmica e colapso circulatório.

Os efeitos digestivos incluem anorexia, náusea, vômito, diarreia e cólica abdominal.

A intoxicação crônica pela anfetamina apresenta como sintomas, efeitos semelhantes aos originados pela intoxicação aguda, destacando-se as anormalidades psíquicas.

Entre elas é observada com frequência, a reação psicótica com alucinações vívidas e ideias paranoicas passíveis de se confundir com a esquizofrenia.

Em virtude de sua alta potencialidade em causar dependência, seu uso, de uma maneira geral, deve ser desencorajado, sendo contraindicada em indivíduo com hipertensão arterial sistêmica, hipertireoidismo, insônia, anorexia, astenia, personalidade psicopática ou história de tendência homicida ou suicida.

As anfetaminas e suas congêneres são encontradas comercialmente como Abulempax AP, Dualid, Fastium, Hipofagin, Inibex, Minifage AP, Moderine e Obesil.

▸ Xantinas

As xantinas mais conhecidas são a cafeína, a teofilina e a teobromina. Extraídas de plantas são usadas na fabricação de bebidas e no tratamento de determinadas doenças.

As xantinas possuem ação estimulante do sistema nervoso central, aumentam a diurese, estimulam o coração e relaxam os músculos lisos, particularmente os músculos dos brônquios.

Em decorrência da diferença relativa de potência, as xantinas sofrem diferenças de ação dependente do órgão ou estrutura.

Em nível do sistema nervoso central, a cafeína é potente estimulante, produzindo fluidez do raciocínio mental com diminuição da sonolência e fadiga mental. Este estímulo está diretamente relacionado com a dose utilizada e, se utilizada em maiores proporções, é seguida de depressão do sistema nervoso central.

No sistema cardiovascular, especialmente a teofilina possui ação farmacocinética apreciável. Sobre o coração atua aumentando a frequência cardíaca, levando, consequentemente, à tarquicardia.

Em indivíduos que consomem grandes quantidades de bebidas xânticas, esta tarquicardia pode levar a irregularidades cardíacas. Sobre os vasos sanguíneos, a cafeína possui ação vasodilatadora sobre os vasos coronarianos, pulmonares e sistêmicos e ação vasoconstritora sobre os vasos cerebrais.

A pressão arterial sistêmica sofre ações antagônicas. Sua ação direta sobre o miocárdio favorece o aumento da pressão arterial sistêmica. Por outro lado, a vasodilatação periférica favorece a queda da pressão arterial sistêmica. O resultado final dessas ações ocasiona um pequeno aumento da pressão arterial sistêmica.

Sobre a musculatura dos brônquios, a teofilina tem ação relaxante, especialmente na broncoconstrição como a observada clinicamente na asma.

Nos músculos, principalmente a cafeína, atua aumentando a capacidade de trabalho muscular.

Destaca-se aqui que o aumento da capacidade mental e muscular produzida pela cafeína que são obtidos às custas de uma diminuição da eficiência em uma fase posterior, ou seja, a energia obtida inicialmente é roubada das reservas orgânicas, levando a posterior cansaço mental e físico.

Doses moderadas de cafeína determinam um aumento prolongado da secreção gástrica, resultando modificações patológicas do sistema digestório e formação de úlcera péptica.

Dose alta de cafeína pode ser tóxica para o sistema nervoso central, causando insônia, irritabilidade, excitação, delírio, tremor, taquicardia e extrassístole.

A teofilina em alta dose, além de tóxica, pode ser fatal. A aminofilina (teofilina etilenodiamina) determina cefaleia, palpitação, vertigem, queda da pressão arterial sistêmica, vômito, sede, agitação e convulsão.

As xantinas são encontradas comercialmente, isoladas e em associações para o tratamento, principalmente da asma brônquica, da cefaleia e da enxaqueca.

A cafeína é encontrada comercialmente como Cafergot, Neosaldina, Ormigrein, Parcel e Tonopan.

A teofilina é encontrada comercialmente como Teofilina, Franol e Marax.

A aminofilina é encontrada comercialmente como Alergo Filinal, Dispneitrat e Eufilin.

As bebidas xânticas mais usadas são o café, o chá, o chocolate, o mate, o guaraná e os refrigerantes à base de cola, substância obtida da *Cola acuminata* contendo 2% de cafeína.

O café, obtido das sementes da *Coffea arabica*, contém 100 a 150 mg de cafeína para cada xícara de café.

O chá, obtido das folhas de *Thea sinensis*, contém teofilina e 100 a 150 mg de cafeína para cada xícara de chá.

O cacau, obtido das sementes de *Theobroma cacao*, contém 2 a 20 mg de cafeína e 200 mg de teobromina para cada xícara de cacau.

Entre os refrigerantes mais consumidos encontram-se a Coca-Cola, a Pepsi e o Guaraná, que contêm em torno de 30 a 60 mg de cafeína para cada 330 mL.

O teor de cafeína existente em uma xícara de café é capaz de exercer ação farmacológica, se ingerida diariamente. Mesmo o uso do café descafeinado, contendo 1 a 6 mg de cafeína por xícara de café, determina o aumento da secreção gástrica, em decorrência de outros constituintes distintos da cafeína encontrados no café.

O uso das bebidas xânticas, além de criar tolerância e dependência da substância, pode levar à intoxicação crônica, provocando inquietação, insônia, taquicardia e irritação do trato gastrintestinal.

Seu uso é contraindicado na cardiopatia, na hipertensão arterial sistêmica, na doença do sistema nervoso central, na úlcera péptica, na gestação e em crianças.

ANTIMICROBIANOS

Os termos antibiótico, antimicrobiano e agente quimioterápico têm sido utilizados como sinônimos para designar substâncias químicas que possuem atividade contra micro-organismos específicos.

No entanto, o termo antibiótico foi primeiramente definido como substâncias produzidas por várias espécies de micro-organismos como bactérias e fungos que inibem o crescimento de outros micro-organismos e podem destruí-los.

Tecnicamente, os antibióticos diferem dos agentes quimioterápicos, pois estes representam os produtos da síntese química com atividade antimicrobiana.

Com o advento de novas substâncias a partir de modificações sintéticas ou semissintéticas de estruturas existentes, que conferem potentes atividades biológicas, termos técnicos limitados tornaram-se antiquados e o termo antimicrobiano foi sugerido para descrever todas as substâncias com atividade antimicrobiana de origem natural ou sintética.

Destacam-se entre eles: os agentes antibacterianos, antiviróticos e antifúngicos.

O objetivo da terapia antimicrobiana é destruir ou inibir o crescimento de um patógeno infeccioso sem causar dano ao hospedeiro, sendo o último objetivo nunca alcançado.

O entusiasmo inicial, que marcou o início da terapia antimicrobiana por meio da cura e do controle de muitas doenças infecciosas, foi seguido por inúmeros problemas.

Entre eles, destacam-se: os efeitos tóxicos causados no hospedeiro; a crescente resistência desenvolvida pelos agentes antimicrobianos por meio do uso indiscriminado, resultando na proliferação de agente de várias classes; e as interações medicamentosas.

Os agentes antimicrobianos diferem em suas propriedades físicas, químicas, farmacológicas, mecanismo de ação e espectro antimicrobiano.

São bacteriostáticos, os agentes antimicrobianos que inibem o crescimento dos micro-organismos, dependendo a erradicação do agente infeccioso das defesas do hospedeiro; e bactericidas aqueles que matam os micro-organismos.

Esta classificação pode variar, dependendo do tipo de micro-organismo, ou seja, um fármaco pode ser *bactericida* para determinados agentes e *bacteriostático* para outros, dependendo em grande parte da dosagem, mas não totalmente.

Os fármacos apresentam amplo espectro de ação que afetam vários grupos de agentes infecciosos, e pequeno espectro de ação aqueles que atingem pequenos grupos.

O tratamento antimicrobiano adequado e eficaz deve levar em consideração a virulência do agente; os fatores do hospedeiro; o local e a gravidade da infecção; a dose; a duração do tratamento; e a farmacologia do medicamento escolhido.

Portanto, cabe ao médico, por meio de conhecimentos clínicos e farmacológicos, o sucesso ou fracasso do tratamento, seja na erradicação ou não da doença, e na produção menor ou maior dos efeitos adversos dos medicamentos.

O profissional consciente será capaz de não aplicá-los na ausência ou insuficiência de indicação e de, quando indicado, usá-los correta e cuidadosamente, visto correr o risco de transformar doença benigna e autolimitada em doença grave e fatal.

Dentre os fatores do hospedeiro, importante item a ser considerado no uso de agentes antimicrobianos, destacam-se a idade, os fatores genéticos, a presença ou não de gestação, doenças associadas, fatores alérgicos, função hepática, função renal e mecanismo de defesa.

O mais importante desses fatores é o estado funcional dos mecanismos de defesa do hospedeiro, que, atuando independentemente ou em combinações variáveis, são responsáveis pelo sucesso ou fracasso terapêutico, independente do uso ou não de substâncias altamente eficazes.

Fatores responsáveis pela desorganização do sistema imunológico como a doença de Hodgkin, o linfoma, a leucemia, o câncer, a síndrome de imunodeficiência adquirida (SIDA/AIDS) e o uso de agentes citotóxicos, antimetabólicos, corticosteroides e outros, constituem a base da ineficácia do controle das doenças infecciosas.

Se assim não fosse, doenças fatais, que comprometem o sistema imunológico, teriam sua base terapêutica no uso de potentes agentes antimicrobianos.

Por fim, o tratamento antimicrobiano deve ser orientado por estudos laboratoriais, e as técnicas terapêuticas devem basear-se no modo de ação, espectro antimicrobiano, farmacologia e toxicidade dos fármacos.

O agente antimicrobiano ideal deve apresentar, entre outras propriedades, atividade seletiva e eficaz; ser mais bactericida que bacteriostático; possuir amplo espectro de ação; não induzir resistência microbiana; não lesar os tecidos do hospedeiro.

Apresenta-se com mais detalhes os dois últimos itens, devido a sua grande importância.

O desenvolvimento da resistência microbiana envolve uma mutação genética, estável e transmitida a gerações sucessivas.

Com o uso indiscriminado, indevido e abusivo dos antimicrobianos, a resistência microbiana tem-se tornado um problema mundial, pois a formação de cepas bacterianas resistentes leva a superinfecções, muitas incontroláveis pelo uso de fármacos comumente usados, levando o uso médico de substâncias mais perigosas e menos conhecidas e, muitas, vezes não controladoras da infecção, deixando o profissional sem um agente eficaz para determinada infecção.

Quatro mecanismos básicos são responsáveis pela formação de resistência. São eles: a mutação, a transdução, a transformação e a conjugação.

Destaca-se entre eles a conjugação, mecanismo importante para a aquisição da resistência, principalmente entre os bacilos gram-negativos, sendo os mais suscetíveis a *Escherichia coli*, a *Salmonella*, a *Shigella*, a *Klebsiella*, a *Serratia*, o *Vibrio cholerae* e as *Pseudomonas*, tornando-se resistentes principalmente às sulfonamidas, aos aminoglicosídeos, às tetraciclinas, ao cloranfenicol e à penicilina.

Fator de suma importância, clinicamente, é a frequência com que esse tipo de resistência tem sido passado das espécies bacterianas não patogênicas para as patogênicas, principalmente em nível do trato intestinal e ao relato crescente de infecções devidas a tais micro-organismos em todo o mundo.

O uso clínico de medicamentos, em alguns casos, tornou-se impossível, já que os mesmos se mostraram ineficazes para o tratamento de uma infecção em particular.

Cada uma dessas alterações genéticas tornarão as bactérias resistentes através das seguintes alterações básicas: elaboração de enzimas destruidoras do fármaco; alteração da permeabilidade da célula bacteriana à substância; aumento de antagonista endógeno à ação da substância; ou alteração da quantidade de receptores da substância.

Alguns autores veiculam a ideia de que a resistência bacteriana pode ser solucionada com o uso concomitante de dois ou mais agentes antimicrobianos, diminuindo, assim, a velocidade com que se desenvolve a resistência bacteriana, já que o micro-organismo resistente a uma substância pode ser destruído pela outra.

No entanto, não se deve deixar de analisar que o recurso visa apenas a solução dos problemas criados pelo uso de antimicrobianos, ou seja, a não eficácia de fármacos sob determinadas cepas bacterianas e não o impedimento da formação de novas cepas resistentes.

Além disso, expõe o hospedeiro ao perigo advindo do uso de dupla classe de substâncias químicas, prática muitas vezes empírica, já que os micro-organismos resistentes a uma substância tendem a ser resistentes a todos os agentes antimicrobianos quimicamente relacionados.

É preciso mencionar ainda a resistência cruzada, envolvendo agentes antimicrobianos quimicamente diferentes. Já é sabido que as soluções, tentadas por intermédio do desenvolvimento de agentes antimicrobianos novos e mais eficazes, são frequentemente temporárias, visto já existir estafilococos resistentes às penicilinas semissintéticas penicilase-resistentes. Provavelmente, estas cepas resistentes estavam presentes antes do desenvolvimento dessas substâncias e seu uso parece ter selecionado as mutantes resistentes.

Entretanto, a administração de dois ou mais agentes antimicrobianos visando, entre outros, a solução do problema da resistência, apesar de não eficaz, mas cientificamente correta, encontra respaldo no tratamento de infecções bacterianas mistas; no tratamento de processos infecciosos graves, com etiologia específica indeterminada; no aumento da atividade antibacteriana no tratamento de infecções específicas; e no retardo do aparecimento da resistência bacteriana.

Outro ponto de controvérsia é o uso profilático de agentes antimicrobianos que, na maioria das vezes, expõem os indivíduos aos efeitos tóxicos dos medicamentos sem auxiliá-lo, já que a profilaxia, abundantemente usada de maneira errônea, tenta proteger o indivíduo de um possível agente infeccioso, evitando sua implantação.

Apesar de vários ensaios clínicos observarem que a quimioprofilaxia em alguns casos possa ser eficaz e em outros isenta de efeitos profiláticos, mas com produção dos efeitos tóxicos, já que nenhum medicamento químico é capaz de passar pelo organismo sem lesar em maior ou menor grau os tecidos, não se firmou ainda, em muitas situações, a eficácia do uso de medicamentos antimicrobianos na profilaxia da invasão bacteriana.

Seu uso tem sido destinado à erradicação de um micro-organismo específico por uma substância eficaz, logo após sua instalação, não possuindo ação eficaz e, muitas vezes, responsáveis por alterações prejudiciais, quando usados para impedir a infecção por um ou todos os micro-organismos presentes no meio interno ou externo do hospedeiro.

Desse modo, seu uso é contraindicado no controle de infecções em indivíduos imunodeprimidos que, por apresentarem a defesa imunológica alterada, correm acentuado risco de desenvolverem infecções.

A propriedade de não lesar os tecidos do hospedeiro, não é encontrada por nenhum dos antimicrobianos. As reações adversas produzidas pelo uso de antimicrobianos podem ser divididas em efeitos tóxicos, reações de hipersensibilidade, alterações biológicas e alterações metabólicas. Todas induzidas, em graus variáveis, pelo uso de qualquer antimicrobiano.

Dentre as alterações mais importantes, menciona-se a alteração da flora microbiana normal do trato gastrintestinal, vias aéreas superiores e sistema urogenital, resultando em superinfecção, muitas vezes perigosas, pois os agentes responsáveis podem ser difíceis de erradicar com o uso de medicamentos químicos disponíveis.

▸ Penicilinas

Alexandre Fleming ao estudar estafilococos no laboratório observou que o fungo do gênero *Penicillium*, que contaminava uma de suas culturas, causava a lise das bactérias, sendo o caldo da cultura (no qual o fungo crescia), bactericida para muitos micro-organismos.

Essa substância bactericida recebeu a denominação de penicilina.

Após vários trabalhos na biossíntese da penicilina, o fungo *Penicillium notatum*, inicialmente usado, foi substituído pelo *Penicillium chrysogenum*, que exposto aos Raios X, produziu mutante altamente produtora de penicilina.

Apesar de inúmeros agentes antimicrobianos terem sido produzidos desde o advento da penicilina, esta continua sendo o agente mais amplamente usado no tratamento de infecções.

Após várias modificações estruturais, surge grande número de derivados naturais e semissintéticos das penicilinas.

Os meios usuais para obter as penicilinas de uso terapêutico continuam sendo a biossíntese da penicilina e síntese do ácido 6-aminopenicilânico, substância que serve como substrato para as penicilinas semissintéticas.

A obtenção das penicilinas semissintéticas pode ser conseguida pela incorporação dos precursores específicos às culturas do fungo; pela modificação química das penicilinas totalmente naturais; e por síntese a partir do ácido 6-aminopenicilânico. Sendo este último método o responsável pela produção comercial.

As várias penicilinas apresentam mecanismo de ação e reações adversas e tóxicas semelhantes, havendo diferenças nas indicações terapêuticas baseadas no seu espectro antimicrobiano.

O mecanismo de ação das penicilinas baseia-se na inibição da síntese de componentes da parede celular das bactérias, mais precisamente na biossíntese do peptidoglicano, macromolécula complexa que fornece estabilidade mecânica rígida, atuando sobre bactérias gram-positivas e gram-negativas. Apesar de as últimas possuírem paredes celulares mais complexas, a estrutura peptidoglicânica é semelhante.

Desprovida de sua rígida parede celular, a célula bacteriana perde a proteção que necessita em decorrência de sua elevada pressão osmótica intracelular, havendo lise da membrana celular e morte bacteriana.

Outro fator importante está na ausência de capacidade de ação sobre as paredes celulares já existentes, atuando apenas durante a fase de multiplicação da bactéria, que ocorre no início da infecção, seguida por período de repouso relativo na multiplicação.

As penicilinas podem provocar diversos efeitos adversos variando até certo ponto com o tipo de preparação e a via de administração, tornando-se a penicilina injetável a maior responsável por grande número de reações.

No entanto, são descritos casos de reação com o uso oral.

Dentre os efeitos mais comuns têm as reações de hipersensibilidade, responsáveis pelo maior número de casos de alergia medicamentosa.

As manifestações alérgicas que ocorrem com o uso das penicilinas devem-se basicamente à conversão de intermediários, como o ácido penicilânico, que pode reagir com determinados componentes teciduais.

Anticorpos antipenicilínicos são encontrados, geralmente, em todos os indivíduos que já usaram a substância e em muitos que estiveram expostos a ela sem nunca se aperceberem disto.

É possível ocorrer reação alérgica na ausência de reconhecida exposição prévia à droga, ou logo após a administração da primeira dose, principalmente em indivíduos alérgicos. Estas reações podem ocorrer com qualquer penicilina ou qualquer dose, sendo aumentado o risco no indivíduo que se expõe ao uso de uma penicilina na presença de alergia a outra penicilina.

Em geral, a eliminação do antibiótico resulta em rápida extinção do quadro alérgico, porém, em alguns casos pode persistir por uma a duas semanas após a suspensão.

A reação, de grau variável, apresenta quadro leve e moderado à fatal, que pode surgir apenas com o uso de doses pequenas do antimicrobiano. As reações de maior gravidade são as dermatites esfoliativas, o eritema multiforme, o angioedema, a doença do soro, a síndrome de Stevens-Johnson, a anafilaxia e o fenômeno de Arthus.

As brandas e de menor gravidade incluem erupções cutâneas escarlatiniformes, morbiliformes, urticarianas, vesiculares e bolhosas; e dermatite de contato em farmacêuticos, enfermeiros e médicos que preparam as soluções de penicilinas, mesmo na ausência de uso anterior da substância. Em alguns casos, a única evidência seria febre e eosinofilia.

Deve-se levar em consideração que a administração intradérmica de doses pequenas de penicilina, para testar a presença de hipersensibilidade, pode desencadear grave crise de hipersensibilidade. Assim como um teste intradérmico negativo, não indica necessariamente ausência de reações, já que, em alguns casos, estas ainda possam ocorrer.

As reações tóxicas mais comuns incluem depressão da medula óssea, agranulocitose e distúrbios da hemostasia.

Outras alterações irritativas incluem dor e reação inflamatória no local das injeções intramusculares; flebite na aplicação intravenosa; náusea, vômito e diarreia no uso oral. A injeção acidental de penicilina G procaína em um vaso sanguíneo pode resultar em reação fatal.

O mais importante efeito biológico da penicilina, independente da hipersensibilidade ou de reação tóxica e irritativa, é a modificação da flora bacteriana, principalmente no uso oral das penicilinas, eliminando micro-organismos sensíveis no intestino e nas vias aéreas superiores.

A microflora normal geralmente se restabelece após a interrupção da terapêutica, porém cerca de 1% dos indivíduos evoluem para a superinfecção.

A base do mecanismo de resistência adquirida à penicilina consiste na produção de penicilinase, enzima que rompe a estrutura da molécula da penicilina, formando substâncias inativas. Produzida por grande número de micro-organismos gram-positivos e gram-negativos.

A principal via de eliminação da penicilina é a renal seguida pela bile, sendo nestes dois tecidos que a penicilina sofre maior metabolização.

Há vários tipos de penicilinas, divergindo principalmente no espectro antimicrobiano, na capacidade absortiva, na distribuição tecidual e na propensão a induzir hipersensibilidade. Compartilham, em muitos casos, a descrição acima descrita para o grupo.

Entre elas, citam-se as penicilinas naturais, como a penicilina G e as penicilinas semissintéticas, como a penicilina V, a oxacilina, a dicloxacilina, a ampicilina, a amoxicilina e a carbenicilina.

Penicilina G

A penicilina G ou Benzilpenicilina apresenta pouca absorção gástrica e sensibilidade à penicilinase. Apresenta atividade antimicrobiana contra estafilococos não produtores de penicilinase; *estreptococos* (grupos A, C, G, H, L e M); pneumococos; *Neisseria gonorrhoeae*; *Corynebacterium diphtheriae*; *Bacillus anthracis*; *clostrídios*; *Actinomyces bovis*; *Streptobacillus monilliformis*; *Listeria monocytogenes*; *Leptospira*; e *Treponema pallidum.*

A penicilina G benzatina é isoladamente encontrada no comércio como Penicilina G Benzatina, Ampiretard, Benzetacil e em associação a outras substâncias como Espectopen e Kitapen-AP.

A penicilina G potássica é isoladamente encontrada no comércio como Penicilina G Potássica e em associação a outras substâncias como Despacilina e Wycillin-R.

A penicilina G procaína é comercialmente encontrada em associação a outras substâncias como Penicilina G Potássica + Procaína; Climacilin; Despacilina e Wycillin-R.

A penicilina G sódica é encontrada comercialmente em associação a outras substâncias como Climacilin.

Penicilina V

A penicilina V ou fenoximetilpenicilina apresenta boa absorção gástrica e sensibilidade à penicilinase. Apresenta atividade antimicrobiana semelhante à penicilina G.

Encontrada comercialmente como Penicilina V, Meracilina e Pen-Ve-Oral.

Oxacilina

A oxacilina apresenta boa absorção gástrica e resistência à penicilinase. Apresenta atividade antimicrobiana contra estafilococos produtores de penicilinase e menos eficácia contra os micro-organismos suscetíveis à penicilina G. Não são usadas contra bactérias gram-negativas.

Encontrada comercialmente como Oxacilina e Staficilin-N.

Dicloxacilina

A dicloxacilina apresenta boa absorção gástrica e resistência à penicilinase. Apresenta atividade antimicrobiana semelhante à oxacilina.

Encontrada comercialmente como Dicloxacilina.

Ampicilina

A ampicilina apresenta boa absorção gástrica e sensibilidade à penicilinase. Apresenta espectro de ação mais amplo que as demais penicilinas semissintéticas, apresentando atividade antimicrobiana contra *Streptococcus pneumoniae*; estafilococos não produtores de penicilinase; *Bacillus anthracis*; *Clostridium*; *Corynebacterium xerosis*; *enterococos*; *Haemophilus influenzae*; *Neisseria gonorrhoeae*; *Neisseria meningitidis*; *Proteus mirabilis*; *Salmonella*; *Shigella*; e *Escherichia coli*. Apresenta menos eficácia contra os cocos gram-positivos altamente sensíveis à penicilina G.

Encontrada comercialmente como Ampicilina, Ampicil, Amplacilina e Binotal.

Amoxicilina

A amoxicilina apresenta boa absorção gástrica e sensibilidade à penicilinase. Apresenta espectro de ação semelhante à ampicilina, sendo porém menos eficaz contra as shigellas.

Possui atividade antimicrobiana contra *Streptococcus pneumoniae*; estafilococos não produtores de penicilinase; *Clostridium*;

Bacillus anthracis; Corynebacterium diphtheriae; enterococos; Haemophilus influenzae; Bordetella pertussis; Proteus mirabilis; Brucela; Neisseria gonorrhoeae; Neisseria meningitidis; Salmonella; Shigella; e *Escherichia coli.*

Encontrada isoladamente no comércio como Amoxicilina, Amoxil, Hiconcil e em associação a outras substâncias como Blenoral, Clavoxil e Respicilin.

Carbenicilina

A carbenicilina não é absorvida pela mucosa gástrica e apresenta sensibilidade à penicilinase.

Possui atividade antimicrobiana contra *Staphylococcus aureus* não produtores de penicilinase; *Streptococcus pneumoniae; Streptococcus beta-hemolyticus; Streptococcus faecalis; Haemophilus influenzae; Neisseria; Enterobacter; Pseudomonas aeruginosa; Proteus mirabilis; Proteus morganni; Escherichia coli;* e *Salmonella.*

Encontrada comercialmente como Carbenicilina.

▸ Aminoglicosídeos

Os aminoglicosídeos compreendem um grupo de antimicrobianos, que possuem, em comum, características como a inadequada absorção oral, a rápida eliminação renal e, principalmente, a toxicidade, que limita grandemente o seu emprego.

Entre os fatores tóxicos destaca-se a ototoxicidade e a nefrotoxicidade.

São usados principalmente nas infecções bacterianas, causadas por bactérias gram-negativas e possuem como mecanismo básico de ação a inibição da síntese proteica dos micro-organismos suscetíveis, pela formação de mutações nas proteínas ribossômicas bacterianas.

Mecanismo também responsabilizado pela rápida e acentuada resistência bacteriana desenvolvida pelos aminoglicosídeos, sendo a resistência adquirida a um aminoglicosídeo passível de se manifestar a outro antimicrobiano do grupo.

Os aminoglicosídeos atravessam a placenta e podem causar dano fetal quando administrados durante a gestação, havendo vários relatórios de surdez congênita bilateral, total e irreversível, em crianças cujas mães receberam estreptomicina durante a gestação.

Dentre o grupo destacam-se a estreptomicina, a gentamicina, a canamicina, a neomicina e a tobramicina.

Estreptomicina

A descoberta da estreptomicina, produzida por *Streptomyces griseus*, deu-se em 1943, por meio de inúmeras pesquisas científicas. Após amplos estudos, evidenciou-se seu poder sobre o bacilo da tuberculose e inúmeras bactérias gram-positivas e gram-negativas.

Sua atividade antimicrobiana atinge, em altas concentrações, propriedades bactericidas; em concentrações reduzidas, propriedades bacteriostáticas, sendo as bactérias em fase de multiplicação mais suscetíveis a ação da substância.

Apresenta atividade antimicrobiana contra *Brucella*; *Haemophilus ducreyi*; *Listeria monocytogenes*; *Actinobacillus*; *Nocardia*; *Pasteurella pestis*; *Pasteurella tularensis*; *Mycobacterium tuberculosis*; e *Shigella*. Apresentam grande variação de suscetibilidade *Diplococcus pneumoniae*; *Salmonella* typhi; *Escherichia coli*; *Haemophylus influenzae*; *gonococos*; *meningococos*; *Proteus vulgaris*; *Staphylococcus aureus*; *Streptococcus pyogenes* ou grupo A; *Streptococcus faecalis*; *Streptococcus viridans*; e *Vibrio cholerae*.

Seu mecanismo de ação baseia-se na inibição da biossíntese de proteínas, sendo sua principal consequência o impedimento da polimerização de aminoácidos após a formação do complexo inicial através de alteração do código genético.

Três etapas fundamentais se originam da ação da estreptomicina:

- *primeira etapa:* as mutações ribossômicas induziriam à leitura incorreta, com introdução na cadeia peptídica de aminoácidos errados, descaracterizando uma proteína essencial ao metabolismo bacteriano, impedindo, assim, o seu crescimento;
- *segunda etapa:* as mutações ribossômicas forneceriam o substrato para o desenvolvimento de resistência bacteriana;
- *terceira etapa:* a indução da formação da estreptomicina-fosfotransferase, enzima metabolizadora da estreptomicina.

Portanto, fica entendido que a primeira etapa seria responsável pela ação antimicrobiana da estreptomicina; a segunda etapa, pela indução da resistência bacteriana; e a terceira etapa, através da formação da enzima inativadora, responsável pela destruição da ação do antimicrobiano e, consequentemente, da resistência bacteriana.

Em decorrência do amplo emprego clínico da substância e do rápido desenvolvimento de resistência bacteriana observado pelo seu uso, têm surgido inúmeras raças resistentes de micro-organismos gram-negativos e gram-positivos, sendo, portanto, comum seu uso simultâneo com outros agentes antimicrobianos em situações específicas, como no tratamento da tuberculose, infecção na qual o antimicrobiano encontra grande aplicação.

As reações indesejáveis da estreptomicina compreendem as reações de hipersensibilidade, os efeitos tóxicos e irritativos e as alterações biológicas do hospedeiro.

Dentre as reações de hipersensibilidade, existe erupções cutâneas, eosinofilia, febre, neutropenia, agranulocitose, anemia aplástica, trombocitopenia, angioedema, dermatite esfoliativa, estomatite e choque anafilático, sendo a eosinofilia a mais constante no uso prolongado.

Reações irritativas podem ser observadas no local da injeção, por meio de dor e formação de inflamação estéril, acompanhada de febre.

As reações tóxicas constituem o principal efeito indesejável da estreptomicina e, muitas vezes, limitam o seu uso. A maior gravidade deve-se ao seu alto potencial de ototoxicidade manifestado na grande maioria por labirintite, que requer doze a dezoito meses para obtenção da recuperação completa.

É comum, em alguns casos, a persistência de alteração residual. Outro efeito ototóxico importante refere-se a distúrbios da audição, sendo observado em alguns indivíduos que usam a substância por mais de uma semana, nítida diminuição da audição, muitas vezes imperceptível visto após o sintoma inicial de zumbido agudo, observar-se o desaparecimento da percepção aos sons de alta frequência que não comprometem a conversação.

Sem a interrupção do antimicrobiano, serão atingidas as faixas de frequência mais baixas e a conversação se tornará difícil. Raramente, observa-se completa surdez.

Outros efeitos tóxicos incluem a disfunção do nervo óptico, a neurite periférica e a parestesia. O uso do antimicrobiano na cavidade peritoneal, após cirurgias, pode originar bloqueio da junção neuromuscular levando à paralisia respiratória e à morte.

A nefrotoxicidade, diretamente relacionada com o tempo de tratamento e a dose empregada, pode resultar em albuminúria, cilindrúria e oligúria.

A alteração biológica mais importante deve-se a superinfecção originada, independentemente da via utilizada, por modificações significativas na microflora normal do intestino e das vias respiratórias.

A substância atravessa a barreira placentária e observam-se distúrbios auditivos em crianças cujas mães utilizaram a estreptomicina durante a gestação para tratamento da tuberculose.

Tendo como base os efeitos acima citados, são mais suscetíveis de apresentarem as reações descritas os indivíduos com deficiências auditivas, os portadores de miastenia grave ou que tenham recebido bloqueadores neuromusculares, os nefropatas e durante a gestação.

É encontrada comercialmente como Sulfato de Estreptomicina, Climacilin, Enteromicina, Ftalomicina e Ortocilin.

Gentamicina

A gentamicina, derivada do actinomiceto *Micromonospora purpurea*, é o mais importante dos aminoglicosídeos, sendo utilizada amplamente nos tratamentos das infecções graves, produzidas por bactérias gram-negativas.

Quimicamente, a gentamicina é composta por três componentes com atividade quase idêntica, as gentamicinas C_1, C_2 e C_{1A}. Possuem atividade bacteriostática e bactericida, esta última alcançada em concentrações duas a três vezes maiores do que as necessárias para produzir efeito bacteriostático.

Seu espectro de ação inclui *Pseudomonas aeruginosa*; *Escherichia coli*; *Klebsiella*; *Enterobacter*; *Staphylococcus*; *Haemophylus influenzae*; *Streptococcus faecalis*; *Serratia*; *Proteus*; *Providencia*; *Citrobacter*; *Mycobacterium tuberculosis*; e *Mycoplasma pneumoniae*.

Seu mecanismo de ação e aquisição de resistência bacteriana são idênticos aos dos outros aminoglicosídeos. A resistência originada pela produção de enzimas inativadoras deve-se à gentamicina-adenilato-sintetase, capaz de inativar também a canamicina.

Os efeitos indesejáveis incluem náuseas, vômitos, cefaleia, proteinúria, elevação da ureia sanguínea, aumento das transaminases séricas e fosfatase alcalina e erupções cutâneas.

A ototoxicidade e a nefrotoxicidade, comum a todos os aminoglicosídeos, consistem no efeito colateral mais importante.

A ototoxicidade acarreta mais frequentemente distúrbios da função labiríntica, sendo mais comum nos portadores de insuficiência renal e nos indivíduos tratados previamente com outros agentes ototóxicos.

Encontra-se também relacionada com dose total empregada e com idade, mas não com a duração do tratamento.

A gentamicina também pode produzir bloqueio neuromuscular semelhante ao da estreptomicina e não deve ser usada em mulheres grávidas.

Encontrada comercialmente como Sulfato de Gentamicina, Gentamicina, Amplomicina, Gentaplus, Garamicina, Emecort, Pan-Emecort e Quadriderm.

Canamicina

A canamicina, produzida pelo *Streptomyces kanamyceticus*, possui amplo espectro de atividade, sendo sensível bactérias gram-positivas e gram-negativas.

Sua atividade antimicrobiana inclui a *Escherichia coli*; *Aerobacter aerogenes*; *Klebsiella pneumoniae*; *Proteus*; *Citrobacter*; *Salmonella*; *Shigella*; *Vibrio*; *Neisseria*; *Brucella*; *Mycobacterium tuberculosis*; e *Staphylococcus aureus*.

Sua atividade bactericida e bacteriostática não necessita de concentração muito diferente para se produzir. Sua capacidade de resistência deve-se à presença de enzimas, que inativam a canamicina, sendo completa a resistência cruzada entre a canamicina e neomicina.

As reações de hipersensibilidade presentes em indivíduos tratados pela canamicina incluem eosinofilia, febre, erupções maculopapulares, prurido e anafilaxia.

Os efeitos irritativos manifestam-se pela dor e abscessos estéreis, desenvolvidos pela aplicação intramuscular e por diarreia e estomatite que ocorrem em alguns casos, pelo uso oral da substância.

Outros efeitos indesejáveis incluem parestesias, inquietação, cefaleia, turvação da vista, fraqueza acentuada na miastenia grave, depressão da junção neuromuscular, taquicardia e superinfecção por bactérias gram-positivas e gram-negativas.

É, porém, sua alta toxicidade, responsável pelos efeitos colaterais mais importantes. A ototoxicidade atinge, principalmente, o sistema vestibular e atinge proporções maiores quando se realizam exames audiométricos seriados, já que, inicialmente, a lesão possa ser assintomática.

A continuação do medicamento após o mais leve sintoma pode lesar irreversivelmente, ocasionando surdez parcial ou total.

Esta ototoxicidade encontra-se relacionada com a função renal comprometida, o indivíduo idoso e a dose total, sendo importante destacar que um aumento discreto da dose ocasiona concentração elevada nos líquidos do labirinto.

Portanto, concentrações tóxicas podem-se desenvolver no ouvido interno com o uso de pequenas doses terapêuticas.

A nefrotoxicidade evidencia-se por piúria, hematúria, proteinúria e cilindrúria. Observa-se, geralmente, elevações da creatinina e da ureia plasmática que podem persistir por três ou quatro semanas após a interrupção no uso do antimicrobiano.

Raramente, ocorre necrose tubular aguda, apesar de esta e outras alterações estarem presentes com maior frequência no indivíduo idoso e no portador de insuficiência renal.

Encontrada comercialmente como Sulfato de Canamicina e Kantrex.

Neomicina

A neomicina, produzida pelo *Streptomyces fradiae*, possui largo espectro de ação, sendo sua atividade antimicrobiana exercida provavelmente por mecanismo semelhante ao da estreptomicina.

Apresenta atividade antimicrobiana contra *Escherichia coli*; *Aerobacter aerogenes*; *Klebsiella pneumoniae*; *Pasteurella*; *Proteus vulgaris*; *Salmonella*; *Shigella*; *Haemophilus influenzae*; *Neisseria meningitidis*; *Vibrio cholerae*; *Bordetella pertussis*; *Bacillus anthracis*; *Corynebacterium diphtheriae*; *Staphylococcus aureus*; *Streptococcus faecalis*; *Mycobacterium tuberculosis*; e *Leptospira*.

São resistentes à sua ação *Streptococcus pyogenes* ou grupo A e *Streptococcus viridans*, que apresentam menos sensibilidade à estreptomicina em virtude da resistência cruzada existente entre a neomicina e a estreptomicina.

A enzima envolvida em certos tipos de resistência é a canamicina-fosfotransferase, que pode inativar a canamicina e a neomicina.

Entre os efeitos indesejáveis observam-se reações de hipersensibilidade, reações tóxicas e efeitos biológicos.

A hipersensibilidade manifesta-se, primariamente, através de erupções cutâneas, sendo relativamente frequente pela aplicação tópica da substância.

Os efeitos tóxicos compreendem a ototoxicidade e a nefrotoxicidade, comum aos aminoglicosídeos, porém potencialmente mais tóxica que a canamicina que apresenta atividade antimicrobiana semelhante.

Embora seja mais frequente a toxicidade com o emprego de doses elevadas e em indivíduos com função renal deficiente, ela pode surgir mesmo com o uso de doses convencionais, não importando a via de administração.

A ototoxicidade com perda da audição tem ocorrido em pacientes com função renal normal, após aplicação tópica ou irrigação de feridas.

A nefrotoxicidade manifesta-se através de sedimentos urinários anormais, ou seja, piúria, albuminúria e cilindrúria, sendo contraindicada em indivíduos portadores de insuficiência renal.

Outra reação tóxica importante é a depressão da função neuromuscular com risco de paralisia respiratória.

Os efeitos biológicos originados pela administração oral de neomicina incluem a má absorção intestinal e a superinfecção.

Esta última causada por enterocolite estafilocócica aguda e por crescimento exagerado de leveduras no intestino.

O uso terapêutico da neomicina aplica-se, principalmente, para várias afecções da pele e das mucosas como queimaduras, feridas, úlceras e dermatoses infectadas, por meio de aplicação tópica.

Entretanto, seu emprego não erradica as bactérias das lesões.

É encontrada comercialmente para uso oral como Sulfato de Neomicina, Atacoly, Ftalomicina, Neo-Micetin e Parenterin.

Para uso tópico é encontrada em cremes, pomadas e *sprays*, pura e associada à polimixina, bacitracina, corticosteroides e outras substâncias, não havendo evidências de que essas preparações reduzam o tempo necessário para cura ou sejam mais eficazes.

Entre eles, cita-se Neomicina, Cicatrene, Decadron Colírio, Decadron Solução Nasal, Dermase, Dermil, Hidrocin, Histalerg Creme, Nebacetim, Otosporin, Otosynalar, Ouvidosan, Rinosite e Trofodermin Creme.

Tobramicina

A tobramicina, produzida pelo *Streptomyces tenebrarius*, é bactericida para *Staphylococcus aureus*; *Enterobacter*; *Pseudomonas aeruginosa*; *Klebsiella*; *Serratia*; *Citrobacter*; *Providencia*; *Escherichia coli*; e *Proteus*, sendo mais potente que a gentamicina para pseudomonas, inclusive atuando contra cepas de bactérias com baixo nível de resistência à gentamicina.

Reações de hipersensibilidade comuns aos demais antimicrobianos do grupo dos aminoglicosídeos como febre, erupção cutânea, prurido e urticária aparecem com o uso da tobramicina, devido à existência de sensibilidade cruzada.

Essas reações incluem com maior prevalência o choque anafilático e crises asmáticas de média e alta gravidade, principalmente em indivíduos asmáticos, pela presença do bissulfito de sódio, substância alergênica, agregada ao sulfato de tobramicina nas preparações comerciais existentes para uso terapêutico.

A neurotoxicidade observa-se por meio de dormência, formigamento da pele, contração muscular, convulsão e principalmente distúrbios do sistema vestibular e auditivo originados pelo alto poder de ototoxicidade.

As alterações auditivas são, na maioria das vezes, irreversíveis, geralmente bilaterais, parciais ou totais, muitas vezes assintomáticas durante o tratamento e cuja lesão pode continuar a se desenvolver após suspensão do tratamento.

A nefrotoxicidade manifesta-se, inicialmente, por cilindrúria, proteinúria, oligúria, elevação da ureia e creatinina séricas. Podendo haver, raramente, ausência de sintomas de nefrotoxicidade nos primeiros dias após o término do tratamento.

No paciente idoso, a diminuição da função renal pode não ser evidente nos resultados dos testes de rotina como ureia e creatinina séricas.

Os efeitos tóxicos são mais comumente presentes em indivíduos com função renal normal ou portadores de lesão renal submetido a dose mais alta que a recomendada; período mais longo de tratamento; na prévia utilização de medicamento ototóxico ou nefrotóxico; em casos de desidratação; em recém-nascido; e no idoso.

Outras reações adversas incluem anemia, granulocitopenia, trombocitopenia, náusea, vômito, diarreia, dor de cabeça, confusão mental, aumento da transaminase sérica e bilirrubina, leucopenia, leucocitose, eosinofilia e superinfecção.

Seu uso é contraindicado na lesão renal, vestibular ou auditiva; no idoso; no indivíduo com miastenia grave e doença de Parkinson; e nos anestesiados em uso de bloqueadores musculares em virtude da possibilidade de ocorrer apneia prolongada.

O uso tópico da substância pode acarretar absorção significativa, causando neurotoxicidade e nefrotoxicidade. Esta propriedade é válida a todos os antimicrobianos do grupo.

É encontrada comercialmente como Tobramicina e Tobrex.

▸ Cefalosporinas

A primeira fonte das cefalosporinas originou-se de culturas do fungo *Cephalosporium acremonium*, cujo filtrado natural continha três antimicrobianos diferentes: a cefalosporina P, a cefalosporina N e a cefalosporina C.

A cefalosporina P, composto esteroide, possui atividade antimicrobiana apenas contra as bactérias gram-positivas.

A cefalosporina N ou penicilina N, derivada do ácido 6-aminopenicilânico e inativada pela penicilinase, é eficaz contra bactérias gram-positivas e gram-negativas.

A cefalosporina C com a mesma eficácia, porém menos potente que a cefalosporina N possui núcleo ativo, o ácido 7-aminocefalosporânico, do qual se origina compostos semissintéticos, sendo resistente à penicilinase.

Dentre os compostos semissintéticos, menciona-se a cefalotina, a cefazolina, a cefaloridina e a cefalexina.

O mecanismo de ação das cefalosporinas é semelhante ao das penicilinas, ou seja, inibe a síntese da parede celular bacteriana.

Quanto ao desenvolvimento da resistência bacteriana, alguns micro-organismos elaboram uma enzima, a cefalosporinase, destruidora de sua atividade antimicrobiana, exibindo também certa atividade penicilinásica. Sendo comum a produção, por alguns micro-organismos, de enzimas que atuam sobre as penicilinas e as cefalosporinas.

O estudo da absorção mostra diferenças básicas entre as cefalosporinas, sendo totalmente absorvida pelo trato gastrintestinal a cefalexina.

As demais cefalosporinas não são absorvidas através do trato gastrintestinal, sendo disponíveis comercialmente para uso parenteral, através da via intramuscular ou intravenosa.

A eliminação da substância dá-se por via renal e através da bile, onde alcança alta concentração.

As reações tóxicas incluem, principalmente, o desenvolvimento de hipersensibilidade e nefrotoxicidade.

A hipersensibilidade manifesta-se através de febre, eosinofilia, doença do soro, erupções urticariformes ou morbiliformes e anafilaxia. É descrita ampla variação nas estimativas de incidência de sensibilidade cruzada com as penicilinas.

Porém, é mais comum a incidência de hipersensibilidade em indivíduos que apresentaram reações alérgicas ao uso da penicilina.

A nefrotoxicidade deve-se ao uso da cefaloridina e menos comumente da cefalotina.

Reações adversas incluem dor local, induração, abscesso estéril e escara após uso intramuscular e flebite ou tromboflebite após uso intravenoso, principalmente da cefalotina. Elevações transitórias das transaminases séricas e fosfatase alcalina; alucinações; nistagmo e encefalopatia reversível. No uso oral das cefalosporinas, ocasionalmente, observam-se náusea, vômito e diarreia.

A cefalotina apresenta atividade antimicrobiana contra *Staphylococcus aureus* produtores ou não de penicilinase; *Staphylococcus epidermidis* produtores ou não de penicilinase; *Streptococcus pneumoniae*; *Streptococcus pyogenes*; *Escherichia coli*; *Haemophilus influenzae*; *Klebsiella*; *Proteus mirabilis*; *Salmonella*; e *Shigella*.

É encontrada comercialmente como Cefalotina e Keflin Neutro.

A cefazolina apresenta atividade antimicrobiana semelhante à cefalotina.

É encontrada comercialmente como Cefamezin e Kefazol.

A cefaloridina apresenta atividade antimicrobiana semelhante à cefalotina.

É encontrada comercialmente como Prinderin Mucolítico.

A cefalexina apresenta atividade antimicrobiana semelhante à cefalotina.

É encontrada comercialmente como Cefalexina, Cefalxin e Keflex.

Cloranfenicol

O cloranfenicol, produzido pelo *Streptomyces venezuelae*, é principalmente bacteriostático, embora possa apresentar ação bactericida.

Entre as bactérias incluídas por seu espectro de ação destacam-se as bactérias gram-negativas. Inibe satisfatoriamente o crescimento de *Aerobacter aerogenes*; *Escherichia coli*; *Klebsiella pneumoniae*; *Bordetella pertussis*; *Haemophilus influenzae*; *Pasteurella*; *Pseudomonas*; *Bacteroides*; *Salmonella*; *Proteus*; *Neisseria*; *Brucella*; *Vibrio cholerae*; *Streptococcus faecalis*; *Staphylococcus aureus*; *Actinomyces*; *Bacillus anthracis*; *Clostridium*; *Listeria*; *Bartonella*; *Leptospira*; *Rickettsia*; *Chlamydia*; e *Mycoplasma*.

A resistência apresentada por algumas cepas de bactérias deve-se à presença de um fator de resistência específico, adquirido por conjugação, que resulta na formação de uma enzima, a cloranfenicol acetil transferase, responsável pela inativação da substância.

O cloranfenicol é rapidamente absorvido pelo trato gastrintestinal e eliminado pelos rins. Atravessa a barreira placentária e encontra-se presente no leite materno.

Os efeitos adversos incluem reações de hipersensibilidade, reações tóxicas e efeitos biológicos.

As reações de hipersensibilidade incluem erupções cutâneas maculares ou vesiculares; febre; angioedema; hemorragia envolvendo a pele, a boca e as superfícies mucosas e serosas do intestino e da bexiga; e glossite atrófica.

O efeito mais importante da hipersensibilidade e responsável pela maior complicação advinda pelo uso do cloranfenicol é sua toxicidade sobre a medula óssea resultando em anemia hipoplástica; agranulocitose; trombocitopenia; e aplasia da medula com pancitopenia fatal.

Esta reação aparece, principalmente, em indivíduos que se submetem a terapêutica prolongada e nos expostos a substância por mais de uma vez.

Embora de ocorrência baixa, a aplasia total da medula óssea atinge índice de mortalidade em torno de 100%.

Outro relato importante, advém do fato de não existir relato de aplasia da medula óssea após a administração parenteral, sugerindo a possibilidade de algum componente da flora intestinal alterar o medicamento com formação e absorção de metabólitos que deprimem a medula óssea.

Apesar de ser um antibiótico potencialmente tóxico e letal, não possui indicação clínica correta na maioria dos casos para os quais tem sido prescrito.

As reações tóxicas incluem náusea, vômito, diarreia e irritação perineal à administração oral.

A anemia, efeito tóxico mais comum, está relacionada com a dose e caracteriza-se por reticulocitopenia, diminuição da hemoglobina e aumento do ferro plasmático.

Outros efeitos tóxicos raros incluem perturbação visual, neurite óptica, parestesias digitais e ruptura de cromossomos. Secundariamente, à administração de grandes doses por via oral, ocorrem diminuição nos níveis de protrombina plasmática e de urobilinogênio urinário. O cloranfenicol, em certas circunstâncias, pode suprimir a síntese de anticorpos.

Os recém-nascidos, especialmente os prematuros, quando submetidos a tratamento com doses excessivas com cloranfenicol podem desenvolver a "síndrome cinzenta", de curto período de instalação e alta taxa de mortalidade.

Os efeitos biológicos incluem alterações do número e do tipo de micro-organismos que constituem a microflora normal dos sistemas digestório, respiratório e urogenital. Em alguns casos, levando à superinfecção por bactérias e fungos.

É encontrado comercialmente para uso oral e parenteral como Cloranfenicol, Sintomicetina, Farmicetina Xarope, Glicomicetina, Clorfenil.

Para uso tópico é encontrado comercialmente como Cloranfenicol Otológico, Fibrase, Gyno-Iruxol Pomada, Hipoglós Oftálmico, Iruxol Pomada, Otomicina Gotas e Sulnil.

▸ Tetraciclinas

O desenvolvimento das tetraciclinas foi o resultado de uma seleção sistemática de micro-organismos produtores de antimicrobianos, em espécimes coletados do solo.

Apresenta amplo espectro de ação, sendo principalmente utilizada contra as rickettsioses, o linfogranuloma venéreo, a conjuntivite de inclusão, a psitacose, a tularemia, o cólera e as infecções por micoplasmas.

Seu mecanismo de ação apresenta primariamente atividade bacteriostática, sendo em alta concentração geralmente bactericida. Atua inibindo a síntese proteica e semelhantemente aos aminoglicosídeos liga-se, especificamente, aos ribossomas 30 S.

O mecanismo de resistência às tetraciclinas confere frequentemente resistência cruzada.

Todas as tetraciclinas são adequadas, mas incompletamente absorvidas no trato gastrintestinal, sendo sua absorção dificultada pela presença do leite e seus derivados, e, principalmente, pela administração concomitante de hidróxido de alumínio, bicarbonato de sódio, sais de cálcio e magnésio e preparações contendo ferro.

Embora haja diferenças específicas entre as tetraciclinas, elas são na essência muito semelhantes. Entre elas, destacam-se a clortetraciclina, elaborada pelo *Streptomyces aureofaciens*, a oxitetraciclina, elaborada pelo *Streptomyces rimosus*, a tetraciclina, produzida semissinteticamente a partir da clortetraciclina e de uma outra espécie do gênero *Streptomyces* e a doxiciclina e a minociclina, derivadas semissintéticas.

As tetraciclinas são metabolizadas pelo fígado e eliminadas pela bile no intestino, onde são parcialmente absorvidas. Em virtude desta circulação entero-hepática, as tetraciclinas podem estar presentes no sangue por um longo tempo, após cessado o tratamento.

Depositam-se no fígado, baço, medula óssea, ossos e na dentina e no esmalte dos dentes ainda inclusos. Atravessam a barreira placentária e penetram na circulação fetal e no líquido amniótico. Encontram-se presentes no leite materno em concentrações elevadas.

Sua eliminação dá-se por via renal e intestinal, sendo os rins a via principal.

Apresentam como efeitos colaterais reações de hipersensibilidade, reações tóxicas e irritativas e efeitos biológicos.

As reações de hipersensibilidade incluem angioedema, anafilaxia, erupções morbiliformes, urticária, dermatite esfoliativa generalizada, queilose, glossite atrófica ou hipertrófica, prurido anal ou vulvar, vaginite e febre. É comum a sensibilidade cruzada entre as tetraciclinas.

As reações irritativas mais frequentes na administração oral são relacionadas com a dose e incluem irritação gastrintestinal caracterizada por pirose, dor epigástrica, desconforto abdominal, náusea, vômito e diarreia.

Tratamentos em longo prazo podem produzir alterações no sangue periférico como leucocitose, linfócitos atípicos, granulações tóxicas nos granulócitos e púrpura trombocitopênica.

A oxitetraciclina pode produzir fototoxicidade manifestada pela exposição da pele à luz solar. Fato semelhante foi observado menos frequentemente com o uso da tetraciclina.

Efeitos tóxicos sobre o fígado e os rins são observados após altas doses de tetraciclinas, principalmente para as mulheres grávidas, nas quais há relato de casos fatais.

Anormalidades renais e hepáticas porventura associadas à gestação, explicariam o grande perigo. Principalmente a infecção renal levando a um decréscimo da função renal e reduzindo a eliminação do medicamento, que resultaria em acúmulo de concentrações tóxicas.

Outro fator importante, referente ao seu uso durante a gestação, diz respeito à alteração da cor dos dentes da sua descendência.

Crianças menores de sete anos, sob tratamento a curto ou em longo prazo com tetraciclina, podem apresentar coloração acastanhada dos dentes acompanhada de hipoplasia do esmalte.

Esta alteração é permanente e está associada mais frequentemente à dose total usada e não à duração do tratamento. Recém-nascidos e crianças antes da primeira dentição apresentam maior risco.

Contudo, pode-se desenvolver pigmentação da dentição permanente, se o medicamento for administrado entre as idades de dois meses a cinco anos, período em que os dentes estão sendo calcificados.

Não se exclui também a possibilidade de crianças maiores de sete anos apresentarem esta complicação.

Outros fatores incluem diminuição do crescimento ósseo em crianças prematuras; aumento da pressão intracraniana em lactentes; e toxicidade vestibular. Todos reversíveis após curta exposição.

O efeito biológico mais importante inclui o desenvolvimento de superinfecções nos indivíduos com diabetes, leucemia, lúpus eritematoso disseminado, vasculite difusa e linfoma, especialmente se estiverem usando esteroides, geralmente decorrentes de bactérias ou fungos resistentes.

São comuns as infecções orais, faringeanas e sistêmicas por fungos, principalmente a Candida. A superinfecção mais importante envolve o trato intestinal e se manifesta por enterocolite estafilocócica, candidíase intestinal e colite pseudomembranosa.

As tetraciclinas são encontradas comercialmente como Asseptobron, Terramicina, Tetraciclina, Tetrex, Vibramicina, Minomax, Corciclen e Talsutin.

Sulfonamidas

As substâncias sulfonamídicas foram os primeiros quimioterápicos a serem empregados por via sistêmica na prevenção e cura das infecções bacterianas nos seres humanos, sendo antes do advento das penicilinas o baluarte da quimioterapia antibacteriana.

Possuem faixa de atividade antibacteriana contra micro-organismos gram-positivos e gram-negativos. Entre eles, destacam-se: *Streptococcus*; *Corynebacterium diphtheriae*; *Yersinia*; *Nocardia*; *Escherichia coli*; e *Pseudomonas*.

Em geral, exercem efeito bacteriostático, inibindo o crescimento das bactérias ao impedir que o ácido paraminobenzoico se incorpore à molécula do ácido pteroilglutâmico, sintetizado pelas bactérias e indispensável à sua divisão celular, sendo indispensáveis para a erradicação final da infecção os mecanismos celulares e humorais de defesa do hospedeiro.

A resistência bacteriana adquirida às sulfonamidas parece se originar de mutações aleatórias, seleção e transferência de resistência nas bactérias gram-negativas. Como consequência, tem provavelmente uma alteração na constituição enzimática da bactéria, principalmente a maior produção de um metabólito essencial ou de um antagonista da substância.

As sulfonamidas podem ser classificadas em grupos de acordo com a sua velocidade de absorção e eliminação.

Posteriormente, apresentaremos mais detalhadamente o sulfametoxazol, dado seu vasto emprego sobretudo quando associado ao trimetoprim uma 2,4-diamino pirimidina sintetizada para atividade antibacteriana.

As sulfonamidas sofrem alterações metabólicas principalmente no fígado através de acetilação e oxidação.

Estes produtos metabólicos, particularmente os de oxidação são provavelmente os responsáveis por muitas reações tóxicas sistêmicas produzidas pelas sulfonamidas.

Com uso do sulfametoxazol é preciso evitar a cristalúria, devido a alta percentagem encontrada na urina de metabólitos relativamente insolúveis, através da ingestão de água capaz de garantir uma boa diurese.

São eliminadas do organismo principalmente pelos rins. Pequenas quantidades aparecem nas fezes, bile, leite e outras secreções, sendo, contudo, a fração presente na bile e no leite humano muito maior. Atravessam facilmente a barreira placentária em concentrações suficientes para causar efeitos antibacterianos e tóxicos no feto.

Todas as sulfonamidas são substâncias potencialmente perigosas. Os numerosos e variados efeitos adversos comprometem quase todos os órgãos. Uma resposta indesejável aumenta a possibilidade de uma reação grave à administração subsequente de um componente desta classe de substâncias.

Entre as múltiplas reações adversas ao uso deste grupo, destacam-se as alterações envolvendo o sangue, a medula óssea, os rins, o fígado e a pele.

As reações de hipersensibilidade incluem febre, mal-estar, prurido, lesões vasculares, erupções cutâneas de ampla variedade, dermatite esfoliativa e fotossensibilidade.

Os distúrbios sanguíneos, apesar de raros, incluem anemia hemolítica aguda, agranulocitose, anemia aplástica, trombocitopenia e eosinofilia.

As perturbações renais resultam da formação e deposição de agregados cristalinos, levando à irritação e obstrução. É passível a participação de dois outros mecanismos adversos na patogenia dos distúrbios renais como a nefrose tóxica e a reação de hipersensibilidade.

A toxicidade hepática, apesar de rara, determina necrose hepática focal ou difusa, não estando relacionada com a dose do medicamento, nem com a presença de afecção hepática preexistente.

A hepatotoxicidade pode progredir mesmo após a interrupção do medicamento, podendo evoluir até a morte.

Outros efeitos incluem o bócio, o hipotireoidismo, a artrite, vários distúrbios neuropsiquiátricos, anorexia, náusea, vômito e o kernicterus. Este último pela administração da substância a recém-nascidos prematuros e atribuído à liberação de bilirrubina.

Caracteriza-se pela pigmentação por bilirrubina do sistema nervoso central, acompanhada de degeneração das células nervosas. Manifesta-se por déficits neurológicos severos ou morte.

Sulfametoxazol-Trimetoprim

A introdução do trimetoprim ao sulfametoxazol trouxe maior capacidade antibacteriana ao composto que ao uso de seus constituintes isoladamente.

Sendo assim, a associação sulfametoxazol e trimetoprim possui como espectro antibacteriano *Streptococccus*; *Corynebacterium diphtheriae*; *Neisseria*; *Escherichia coli*; *Proteus*; *Enterobacter*; *Salmonella*; *Shigella*; *Serratia*; *Klebsiella*; *Brucella*; *Listeria*; *Legionella*; *Vibrio*; *Nocardia*; *Providencia*; *Pseudomonas*; *Haemophilus*; *Bacteroides*; *Rickettsia* e *Yersinia*.

A atividade antimicrobiana do composto resulta de sua ação em duas etapas. Das reações enzimáticas para a síntese do ácido tetraidrofólico. A sulfonamida inibe a incorporação do ácido paraminobenzoico ao ácido fólico e o trimetoprim impede a redução do diidrofolato a tetraidrofolato.

O desenvolvimento de resistência bacteriana apresenta menor frequência ao composto, do que para cada uma delas isoladas. A resistência nas bactérias gram-negativas é relacionada com a presença de fatores, os quais podem ser transferidos por conjugação.

Os efeitos adversos da associação envolvem mais frequentemente a pele, sendo representados pelos efeitos produzidos pelas sulfonamidas.

A deficiência de folato preexistente, reduzindo a margem de segurança entre a toxicidade para a bactéria e para o ser humano, pode precipitar megaloblastose, leucopenia ou trombocitopenia.

As reações do trato gastrintestinal incluem náusea, vômito, glossite, estomatite, diarreia, hepatite, enterocolite pseudomembranosa e pancreatite aguda em indivíduos com doenças graves. Icterícia leve e passageira tem sido relatada principalmente em pacientes com história anterior de hepatite infecciosa.

Raramente observa-se necrose hepática fulminante.

As reações hematológicas incluem anemia megaloblástica, hemolítica ou aplástica; leucopenia; neutropenia; trombocitopenia; distúrbios da coagulação; granulocitopenia; agranulocitose; pancitopenia; e púrpura.

A administração prévia ou simultânea de diutéticos com o sulfametoxazol-trimetoprim pode acarretar aumento no risco de trombocitopenia, especialmente em pacientes idosos com insuficiência cardíaca.

Em nível do sistema nervoso central observa-se cefaleia, depressão e alucinação, todas produzidas pela sulfonamida.

As reações de hipersensibilidade incluem eritema multiforme; síndrome de Stevens-Johnson; e necrólise epidérmica tóxica.

No sistema urinário, observa-se, raramente, insuficiência renal, nefrite intersticial e cristalúria.

Seu uso é contraindicado nas lesões hepáticas graves; na insuficiência renal grave; nas histórias de hipersensibilidade à sulfonamida ou ao trimetoprim; nas alterações hematológicas; e nos prematuros e recém-nascidos durante as primeiras seis semanas.

Seu uso durante a gestação está associado à má-formação fetal relacionada com a deficiência de ácido fólico. Usado no terceiro trimestre apresenta risco de desenvolver kernicterus no recém-nascido. Sua presença no leite materno pode ser responsável por kernicterus e reação de hipersensibilidade.

Existe maior risco de reações adversas graves em indivíduos idosos; nos portadores de insuficiência hepática e renal; e no uso concomitante de outras drogas. Riscos frequentemente associados à dosagem ou duração do tratamento.

Efeitos tóxicos advindos de superdosagem aguda incluem náusea, vômito, diarreia, cefaleia, vertigem, distúrbios mentais e visuais, cristalúria, hematúria, anemia, depressão da medula óssea e alterações sanguíneas decorrentes de deficiência de ácido fólico.

O trimetoprim, apesar de considerado como substância relativamente atóxica nos seres humanos, tem sido implicado como causador de náusea, vômito e erupção cutânea.

Seu uso é contraindicado na gestação, na lactação e em recém-nascido.

É encontrado comercialmente como Sulfametoxazol-Trimetoprim, Bactrim, Bactricin, Ectrin, Infectrin, Selectrin e Septra.

▸ Eritromicina

A eritromicina, antimicrobiano macrolídeo, foi originalmente obtida de uma amostra de terra contendo metabólitos de uma cepa de *Streptomyces erythreus*.

Sua atividade antibacteriana depende do micro-organismo e da concentração da substância, podendo ser bacteriostática ou bactericida. Atua sobre *Staphylococcus aureus*; *Streptococcus*; *Neisseria meningitidis*; *Nocardia*; *Treponema pallidum*; *Mycoplasma pneumoniae*; *Legionella*; *Corynebacterium diphtheriae*; *Listeria monocytogenes*; e *Chlamydia trachomatis*. Seu mecanismo de ação baseia-se na inibição da síntese proteica.

Apresenta adequada absorção em nível do intestino delgado, sendo sua atividade inibida pelo suco gástrico e sua absorção retardada pela presença de alimentos no estômago.

Para contornar essas dificuldades, a eritromicina é administrada sob a forma de cápsulas resistentes à acidez ou sob a forma de estolato. Sua eliminação se dá, principalmente, através da bile e da urina.

Os efeitos indesejáveis mais comuns incluem febre; eosinofilia; erupções cutâneas; anafilaxia; colite pseudomembranosa; ototoxicidade com perda de audição e ou zumbidos, sobretudo em indivíduos com insuficiência renal ou hepática e no uso de altas doses; raramente arritmia ventricular; e possibilidade de superinfecção por bactérias não sensíveis ou fungos, durante terapêutica prolongada ou repetida.

A hepatite colestática que praticamente ocorre com o estolato de eritromicina é a reação mais grave. Caracterizada por náusea, vômito, cólica abdominal, icterícia, febre, leucocitose, eosinofilia e elevação das transaminases séricas e bilirrubina, que cedem após a interrupção do tratamento.

Dados importantes sugerem que um fenômeno de hipersensibilidade seja responsável por esta síndrome.

Entre eles, cita-se a relativa raridade com que ocorre, ausência de sua instalação à primeira exposição à substância, principalmente em tratamento que não ultrapassam dez dias e ausência de relação com a dose.

Seu uso é contraindicado em indivíduos com insuficiência hepática; em histórias de hipersensibilidade à droga; na gestação; e na lactação.

É encontrada comercialmente como Eritromicina, Eribiotic, Eritrex, Ilobron, Ilocin, Ilosone e Pantomicina.

▸ Polimixina B

As polimixinas são um grupo de substâncias antimicrobianas intimamente relacionadas, produzidas por várias cepas do *Bacillus polymyxa*.

Sua atividade antibacteriana restringe-se às bactérias gram--negativas, principalmente o gênero *Escherichia*; e a espécie *Pseudomonas aeruginosa*.

Seu mecanismo de ação baseia-se em desorganizar a membrana lipoproteica da bactéria, de modo que a mesma não consegue funcionar mais como uma barreira osmótica eficaz, permitindo, assim, a saída de conteúdos celulares para o exterior.

Os efeitos adversos incluem rubor facial, vertigem, parestesias labiais e de mãos e pés, diplopia, ptose, fraqueza generalizada, pronúncia ininteligível, disfagia, dispneia, necrose tubular aguda e nefrite intersticial.

Em alguns casos, produz bloqueio neuromuscular que provoca paralisia respiratória, precedida por dispneia e sensação de fadiga, sendo mais comum nos indivíduos com insuficiência renal e nos níveis plasmáticos elevados.

Esta parada respiratória pode ocorrer com a primeira dose do medicamento ou após muitos dias.

Efeitos neurotóxicos e nefrotóxicos ocorrem mais frequentemente e com maior intensidade em indivíduos com insuficiência renal.

Seu uso mais frequente ocorre nas infecções da pele, das membranas mucosas, do olho e do ouvido através da aplicação local do antimicrobiano em soluções ou pomadas.

É encontrada comercialmente como Conjuntin, Lidosporin, Otocort, Otosporin, Otosynalar e Ouvidosan.

▸ Bacitracina

A bacitracina, antimicrobiano produzido pela cepa Tracy-I do *Bacillus subtilis*, possui atividade antibacteriana contra cocos e bacilos gram-positivos; *Neisseria*; *Haemophylus influenzae*; *Treponema pallidum*; *Actinomyces*; e *fusobacterium*.

Seu mecanismo de ação baseia-se na inibição da síntese da parede celular bacteriana.

Os efeitos adversos incluem reações de hipersensibilidade resultantes da aplicação tópica.

Atualmente, seu uso é restrito à aplicação tópica sendo encontrada em pomadas oftálmicas e dermatológicas, geralmente associada à neomicina ou à polimixina, ou ambas, ou à hidrocortisona com o nome comercial de Bacigen, Cicatrene, Dermase, Nebacetin e Neocrem.

▸ Nistatina

Antimicrobiano de ação exclusiva sobre os fungos e leveduras originado do *Streptomyces noursei*.

A nistatina é fungistática e fungicida, dependendo sua ação antimicótica de sua ligação a uma molécula de esterol presente na membrana dos fungos sensíveis, resultando em alteração na permeabilidade da membrana celular, permitindo a saída de várias moléculas pequenas.

Seus espectros de ação incluem *Candida*; *Cryptococcus*; *Histoplasma*; *Blastomyces, Trycrophyton, Epydermophyton* e *Microsporum audouini*.

O desenvolvimento de resistência observa-se nas espécies de *Candida tropicalis, Candida guillermondi, Candida krusei* e *Candida stellatoides*.

Os efeitos adversos após uso oral incluem náusea discreta e transitória, vômito e diarreia. O uso tópico não produz irritação da pele e das membranas mucosas.

A nistatina é usada principalmente no tratamento de infecções da pele, das membranas mucosas e do trato intestinal produzidas por *Candida*.

É encontrada comercialmente em pomadas, comprimidos e suspensões orais, isolada ou associada à neomicina, hidrocortisona e outras substâncias como Micostatin, Nistatina, Colpistatin, Flagyl--Nistatina e Nistazol.

▸ Anfotericina B

A anfotericina de atividade antimicótica é obtida do *Streptomyces nodosus*, um actinomiceto extraído do solo.

Sua atividade antimicótica inclue *Histoplasma capsulatum, Cryptococcus neoformans, Coccidioides immitis, Candida, Blastomyces dermatitidis, Torulopsis glabata, Aspergillus* e *Sporotrichum schenckii.*

Apresenta propriedades fungistática e fungicida, dependendo da concentração da substância e da sensibilidade dos fungos.

Seu mecanismo de ação é provavelmente semelhante ao da nistatina, alterando a permeabilidade da membrana celular.

Seu emprego terapêutico destina-se às micoses graves como coccidioidomicoses pulmonares aguda ou disseminada; histoplasmose pulmonar cavitária, disseminada ou crônica; formas pleurais, peritoneais, pulmonares, oculares, vesicais e mucosas das candidíases; blastomicose; esporotricose extracutânea; aspergilose e paracoccidioidomicose.

Os efeitos adversos, elevados e variáveis, incluem reações de hipersensibilidade, efeitos irritantes, nefrotoxicidade, hepatotoxicidade e discrasias sanguíneas. As alterações sanguíneas como anemia, leucopenia e trombocitopenia, geralmente se normalizam após a interrupção do tratamento.

As reações de hipersensibilidade compreendem anafilaxia, trombocitopenia, eritema, dor generalizada e convulsões.

Os efeitos irritantes são calafrio, febre, flebite, cefaleia, anorexia, insuficiência hepática aguda com icterícia, e redução da função renal com o sedimento urinário anormal.

É encontrada comercialmente sob a forma de pó para uso parenteral e sob a forma de creme para uso tópico como Fungizon e Talsutin.

▸ Pirazinamida

A pirazinamida é o análogo pirazínico sintético da nicotinamida e apresenta atividade tuberculostática secundária, pois, além de menos efetiva que outras substâncias, é mais tóxica.

O efeito colateral mais comum é a lesão hepática, que pode evoluir para a necrose. Em decorrência de sua alta hepatotoxicidade todos os indivíduos a serem tratados com a substância devem ser submetidos a exames da função hepática, devendo ser repetidos a intervalos frequentes durante todo o tratamento.

Outros efeitos incluem inibição da excreção de urato com consequente episódio agudo de gota, artralgia, anorexia, náusea, vômito e febre.

É encontrada comercialmente como Pirazinamida.

▸ Isoniazida

A isoniazida, quimicamente hidrazida do ácido isonicotínico, é o mais importante agente tuberculostático sintético conhecido.

Possui ação tuberculostática e tuberculocida, sendo a última exercida apenas contra os bacilos da tuberculose que estão em crescimento ativo.

Seu mecanismo de ação, embora desconhecido, inclui diversas hipóteses. Entre eles: efeitos sobre os lipídios, a biossíntese dos ácidos nucleicos e a glicólise.

A isoniazida pode desencadear rapidamente o mecanismo de resistência, sendo este relacionado com a incapacidade da substância de penetrar ou de ser captada pelo micro-organismo.

Os efeitos adversos estão relacionados com a dose.

A hipersensibilidade, apesar de rara, inclui febre e erupção cutânea.

As reações hematológicas incluem agranulocitose, eosinofilia, trombocitopenia e anemia.

Os mais importantes efeitos colaterais estão relacionados com a sua toxicidade, especialmente para o sistema nervoso central e periférico e para o fígado.

Em relação ao sistema nervoso central, observou-se convulsões em indivíduo sem história pregressa de distúrbio convulsivo que foram abolidas com administração de piridoxina. Administrada em epiléptico o uso de fenitoína pode causar sedação excessiva ou incoordenação.

Entre outros efeitos foram encontrados, abalos musculares, vertigem, estupor e distúrbios mentais como euforia, perda temporária da memória, perda de autocontrole e psicoses manifestas.

A neurite periférica e os distúrbios do sistema nervoso central podem ser evitados pelo uso da piridoxina, que se encontra diminuída pelo aumento da eliminação urinária desta vitamina.

Neurite óptica, seguida por atrofia, pode surgir durante o tratamento, sendo indicado exames oftalmológicos a intervalos periódicos, apesar de totalmente reversível após a interrupção.

A hepatotoxicidade pode resultar em lesão hepática grave, estando relacionada com a idade. A lesão é rara em indivíduos com menos de vinte anos de idade, aumentando gradativamente com o aumento da idade.

Pacientes submetidos a essa substância devem ser clinicamente observados para detectar os sintomas prodrômicos de lesão hepática como fadiga, fraqueza, anorexia e mal-estar.

Outras reações incluem secura da boca, desconforto epigástrico, retenção urinária no ser humano, zumbidos, anemia por deficiência de piridoxina e sintomas artríticos.

Encontrada comercialmente como Fluodrazin "F" e Rifampicina + Isoniazida.

▸ Etambutol

O etambutol exerce ação antibacteriana sobre grande percentagem das cepas da variedade humana do *Mycobacterium tuberculosis*, não tendo efeito sobre outras bactérias.

Suprime o crescimento dos bacilos da tuberculose resistentes à isoniazida e à estreptomicina.

O mecanismo de resistência desenvolve-se mais facilmente com o uso isolado da substância.

Os efeitos adversos incluem dermatite, prurido, dor articular, perturbação gastrintestinal, dor abdominal, febre, cefaleia, vertigem, confusão mental, desorientação e alucinação.

Outro efeito comum diz respeito ao aumento da concentração de urato no sangue decorrente da redução da excreção urinária do ácido úrico.

A neurite óptica, efeito tóxico principal, ocorre em uso de doses mais altas e a recuperação geralmente ocorre após suspensão do tratamento.

Encontrada comercialmente como Myambutol.

▸ Rifampicina

A rifampicina é um derivado semissintético da Rifamicina B produzida pelo *Streptomyces mediterranei*.

Possui ação antibacteriana contra *Streptococcus*; *Staphylococcus aureus*; *Corynebacterium diphtheriae*; *Listeria*; *Nocardia*; *Mycobacterium tuberculosis*; *Mycobacterium leprae*; *Salmonella*; *Haemophilus*; *Neisseria*; e *Brucella*.

Seu mecanismo de ação envolve a inibição da ARN-polimerase dependente do ADN de bactérias, levando à supressão da iniciação da formação da cadeia na síntese de ARN.

O desenvolvimento de resistência bacteriana pode desenvolver rapidamente, não sendo usada, portanto, sozinha no tratamento da tuberculose.

Os efeitos adversos, apesar de não serem comuns, incluem várias reações sendo a icterícia a mais importante. Esta se encontra relacionada com o alcoolismo, a afecção hepática prévia, ou a administração simultânea de outros agentes hepatotóxicos.

Outros efeitos são desconforto epigástrico, náusea, vômito, cólica abdominal, diarreia, fadiga, cefaleia, vertigem, confusão, dor nas extremidades, febre, prurido, erupção cutânea e eosinofilia, atribuídos à hipersensibilidade. Trombocitopenia, leucopenia transitória e anemia também foram relatados.

É encontrada comercialmente como Rifaldin, Rifampicina e Rifampicina + Isoniazida.

▸ Sulfonas

As sulfonas são derivadas da 4,4'-diaminodifenilsulfona, todas com propriedades farmacológicas em comum e sendo particularmente usadas no tratamento da hanseníase.

São bacteriostáticas para o *Mycobacterium leprae,* e seu mecanismo de ação é provavelmente semelhante ao das sulfonamidas, já que possui a mesma faixa de atividade antibacteriana.

As sulfonas são lentas e quase completamente absorvidas pelo sistema digestório, sendo eliminadas principalmente pelos rins.

Os efeitos adversos incluem anorexia, náusea, vômito, cefaleia, nervosismo, insônia, visão turva, parestesia, neuropatia periférica reversível, febre, hematúria, prurido, psicose e erupção da pele.

O efeito colateral mais comum é a hemólise em graus variados, sendo sua frequência diretamente relacionada com a dose. É comum quase em 100% dos indivíduos tratados com 200 ou 300 mg da substância por dia.

As sulfonas podem induzir uma exacerbação da lepra do tipo lepromatosa que quando grave requer a suspensão do tratamento e instituição de medidas específicas capazes de reduzir a ameaça à vida do paciente.

Outro efeito colateral importante verificado de cinco a seis semanas após o início do tratamento em pessoas desnutridas e caracterizado por febre, mal-estar, dermatite esfoliativa, necrose hepática com icterícia, linfadenopatia e anemia recebe a denominação de síndrome da sulfona.

É encontrada comercialmente como Dadds Suspensão, Dapsona e Sulfon.

CORTICOSTEROIDES

A partir do colesterol, o córtex suprarrenal sintetiza duas classes de esteroides, os corticosteroides representados, principalmente pelo cortisol e pela aldosterona, e os androgênios suprarrenais, representados pela progesterona e testosterona. Embora o córtex suprarrenal sintetize colesterol, a maior parte utilizada provém de fontes exógenas.

Os corticosteroides não são armazenados na suprarrenal, dependendo de sua manutenção de biossíntese contínua. A produção suprarrenal de cortisol e androgênios é regulada pelo hormônio adrenocorticotrópico, enquanto a produção de aldosterona é regulada predominantemente pelo sistema renina-angiotensina e pelo potássio, sendo o primeiro importante nas alterações adaptativas da pressão arterial sistêmica, estando envolvido na patogenia de algumas formas de hipertensão.

Os corticosteroides possuem numerosas e diversificadas funções fisiológicas e efeitos farmacológicos. Influenciam o metabolismo dos carboidratos, proteínas, gorduras e purinas; os equilíbrios eletrolítico e hidríco; as funções do sistema cardiovascular, do sistema nervoso e de outros órgãos e tecidos; e dotam o organismo da capacidade de resistir a muitos tipos de estímulos nocivos e modificações ambientais.

São responsáveis pela velocidade segundo as quais ocorrem determinados fenômenos, mas não tornam as células capazes de realizar atividades para as quais são incapazes. Suas ações reguladoras são complexamente relacionadas com as ações reguladoras de outros hormônios.

Os hormônios corticosteroides podem ser divididos em mineralocorticoides e glicocorticoides.

Os mineralocorticoides, representados principalmente pela aldosterona, são hormônios primariamente reguladores da homeostase eletrolítica, através do balanço de íons sódio, potássio e hidrogênio.

Os glicocorticoides, representados principalmente pelo cortisol, são hormônios relacionados primariamente com o metabolismo dos carboidratos, através da deposição de glicogênio no fígado.

No entanto, deve-se ressaltar que as características biológicas dos corticosteroides variam desde o tipo estritamente mineralocorticoide, em um extremo, até um tipo estritamente glicocorticoide no outro, havendo no espaço entre eles diferenças de potência quanto à retenção de sódio e à reposição de glicogênio no fígado.

Tanto o excesso quanto a deficiência desses hormônios podem produzir efeitos deletérios.

O excesso de glicocorticoides é conhecido como síndrome de Cushing.

A insuficiência corticossuprarrenal, em consequência da destruição da glândula suprarrenal é denominada doença de Addison.

O excesso e a deficiência de aldosterona são conhecidos como aldosteronismo e hipoaldosteronismo, respectivamente.

Além dessas doenças, o excesso iatrogênico de glicocorticoides representam um problema clínico comum, em virtude da ampla utilização dos glicocorticoides em terapia.

Destaca-se também o hiperaldosteronismo secundário.

Será apresentado a partir deste momento, de forma mais detalhada, os efeitos dos corticosteroides sobre o metabolismo, os equilíbrios eletrolítico e hídrico e as funções dos diversos sistemas, órgãos e tecidos.

Os efeitos dos glicocorticoides sobre o metabolismo dos carboidratos e das proteínas tendem a estimular a formação de glicose, diminuir sua utilização e promover seu armazenamento sob a forma de glicogênio.

Os glicocorticoides promovem a gliconeogênese por ações periféricas e hepáticas. Perifericamente atuam mobilizando aminoácidos de um certo número de tecidos, refletindo-se essa ação catabólica na atrofia dos tecidos linfáticos, redução da massa muscular, osteoporose e adelgaçamento da pele.

Estes aminoácidos, uma vez livres, são canalizados para o fígado, onde servem de substratos para enzimas envolvidas na produção de glicose e glicogênio.

No fígado, induzem à síntese de numerosas enzimas envolvidas na gliconeogênese e no metabolismo dos aminoácidos.

A utilização prolongada de grandes doses de glicocorticoides conduz a um exagero no metabolismo da glicose, produzindo um estado semelhante ao diabético.

Sobre o metabolismo lipídico, os glicocorticoides atuam principalmente na redistribuição da gordura corporal e na facilitação do efeito dos agentes adipocinéticos em provocar a lipólise dos triglicerídeos do tecido adiposo.

A administração de grandes doses de glicocorticoides por longo tempo ou a hipersecreção de cortisol como ocorre na síndrome de

Cushing conduz a uma alteração peculiar na distribuição de gordura.

Há também um aumento de gordura nos depósitos do pescoço, região supraclavicular e face e uma perda de gordura nas extremidades.

Sobre o sistema cardiovascular, os efeitos mais notáveis dos glicocorticoides são os consequentes da regulação da excreção renal de íons sódio.

São observados com maior ênfase no hipocorticismo, quando a redução do volume sanguíneo, acompanhada por aumento da viscosidade, pode conduzir à hipotensão arterial sistêmica e colapso cardiovascular.

A manutenção da função normal da musculatura esquelética requer concentrações adequadas de corticosteroides, mas quantidades excessivas de mineralocorticoides ou glicocorticoides acarretam anormalidades.

Na insuficiência corticossuprarrenal, há uma diminuição da capacidade de trabalho do músculo estriado, que se manifesta nos indivíduos com doença de Addison por fraqueza e fadiga.

O mais importante fator isolado, responsável por esta disfunção, parece ser a inadequação do sistema circulatório, contribuindo as anormalidades do equilíbrio eletrolítico e do metabolismo dos carboidratos secundariamente.

Os glicocorticoides afetam o sistema nervoso central indiretamente mantendo as concentrações normais de glicose plasmática, uma circulação adequada e o equilíbrio eletrolítico normal no organismo e diretamente influenciando o humor, o comportamento e a excitabilidade cerebral.

Os pacientes com doença de Addison apresentam apatia, depressão, irritabilidade e alguns são francamente psicóticos.

Entre os indivíduos com síndrome de Cushing, há uma alta incidência de neuroses e psicoses. As alterações características do hipocorticismo e do hipercorticismo são reversíveis e respondem ao tratamento adequado.

Os glicocorticoides aumentam a hemoglobina e a quantidade de hemácias no sangue. Sobre os leucócitos aumentam o número de polimorfonucleares e diminuem o número dos linfócitos, eosinófilos, monócitos e basófilos. Sua ação sobre as plaquetas permanece indefinida visto ocorrer trombocitopenia e trombocitose após administração de glicocorticoides.

Na síndrome de Cushing, observa-se, frequentemente, policitemia, e, na doença de Addison, anemia normocrômica, normocítica moderada.

Sobre o tecido linfoide, observa-se, no hipocorticismo, aumento da massa de tecido linfoide e linfocitose. O hipercorticismo é caracterizado pela diminuição da massa de tecido linfoide e linfocitopenia.

A administração de glicocorticoide retarda ou interrompe o crescimento de criança por efeito adverso sobre a cartilagem das epífises.

Os glicocorticoides em excesso modificam a evolução clínica de várias doenças em que a hipersensibilidade desempenha um importante papel, pois alivia sensivelmente os sintomas, apesar de não existirem provas de que o uso terapêutico dos glicocorticoides exerçam efeitos significativos sobre os títulos de anticorpos circulantes, que exercem relevante ação em doenças alérgicas e autoimunitárias.

Acredita-se também no uso de glicocorticoides para prevenir as consequências das reações imunitárias mediadas por células como rejeição de enxertos. Estes não interferem nos processos normais do desenvolvimento de imunidade mediada por células, mas suprimem as respostas inflamatórias que ocorrem como consequência das reações de hipersensibilidade.

Os glicocorticoides têm a capacidade de prevenir ou suprimir o desenvolvimento dos fenômenos macroscópicos e microscópicos que caracterizam a inflamação produzidos pelos agentes radiante, mecânico, químico, infeccioso ou imunológico. Sinais caracterizados macroscopicamente pela presença de calor, rubor, intumescência e dor local. Em nível microscópico inibem os fenômenos iniciais e tardios da inflamação.

Clinicamente, a administração dos glicocorticoides constitui não um tratamento, mas uma medida paliativa, já que visa apenas suprimir ou impedir o aparecimento do processo inflamatório, sem remover a causa da doença.

Esta supressão da inflamação e suas consequências, caracterizadas principalmente pelo alívio e remissão dos sintomas, fizeram dos corticosteroides agentes terapêuticos valiosos.

Esta mesma propriedade é responsável pelo potencial catastrófico apresentado pela substância. Os sinais e sintomas da inflamação constituem expressões do processo patológico, que são frequentemente utilizados pelo médico no diagnóstico e na avaliação da eficácia do tratamento.

Nos pacientes tratados com corticosteroides, estes sinais e sintomas podem não se manifestar, permitindo que uma infecção inaparente avance silenciosamente, dando ao médico e ao paciente uma falsa tranquilidade, até ambos serem abruptamente colocados frente a um grave processo infeccioso.

Os mineralocorticoides atuam sobre o rim, o intestino, as glândulas salivares e as glândulas sudoríparas, afetando o equilíbrio eletrolítico.

Nos rins, atuam intensificando a reabsorção de íons sódio e aumentando a excreção urinária de íons potássio e hidrogênio, sendo responsáveis, na presença de excesso, por retenção de sódio, expansão do volume do líquido extracelular, aumento normal ou ligeiro na concentração de sódio no plasma, hipocalemia e alcalose.

Na deficiência de mineralocorticoides, ocorre perda de íons sódio, verificando-se tendência ao desenvolvimento de hiponatremia, hiperpotassemia, contração do volume do líquido extracelular e hidratação celular.

Nos demais alvos, os mineralocorticoides promovem a perda de potássio e a retenção de sódio, que costumam alterar ligeiramente o balanço geral de sódio.

Como mencionados acima, as alterações básicas apresentadas pelos distúrbios da suprarrenal compreendem o estado de insuficiência e o excesso. O primeiro, resultante de doenças primárias, leva ao emprego de corticosteroides; o segundo, em geral, resulta do emprego dos corticosteroides.

Na hipofunção corticossuprarrenal, encontra-se, sobretudo, a insuficiência suprarrenal.

A insuficiência suprarrenal é definida pela produção deficiente de glicocorticoides, mineralocorticoides ou ambos. Pode ser primária devido à destruição do córtex suprarrenal, principalmente por destruição autoimune da suprarrenal e doenças infecciosas como a tuberculose e a AIDS, caracterizando a doença de Addison. E secundária, decorrente da síntese deficiente de hormônio adrenocorticotrópico.

Na doença de Addison, os principais sintomas incluem fraqueza, fadiga, perda de peso, anorexia, hiperpigmentação, hipotensão arterial sistêmica, náusea, vômito, diarreia, desejo de sal e vertigem postural. O tratamento requer reposição de glicocorticoides e mineralocorticoides.

Na insuficiência corticossuprarrenal secundária, os sintomas são semelhantes com ausência de hiperpigmentação e anormalidades eletrolíticas e, mais comumente, tendência à hipoglicemia. No tratamento, utiliza-se apenas glicocorticoides.

O estado de hiperfunção corticossuprarrenal inclui especialmente a síndrome de Cushing.

A síndrome de Cushing resulta de um excesso crônico de glicocorticoides. Pode ser espontânea, decorrente principalmente de tumores primários da glândula suprarrenal ou hipofisário, ou secundária, nos pacientes em uso de doses suprafisiológicas de glicocorticoides.

As principais manifestações, observadas na síndrome de Cushing, são obesidade, pletora facial, hirsutismo, distúrbios menstruais, hipertensão arterial sistêmica, fraqueza muscular, dor nas costas, estria, acne, depressão, confusão, insuficiência cardíaca congestiva, edema, cálculo renal, cefaleia, poliúria, polidipsia, e hiperpigmentação.

Após breve enunciação sobre a fisiologia e a fisiopatologia da suprarrenal, com consequentes ações farmacológicas dos seus hormônios, será apresentado os corticosteroides mais utilizados na terapêutica clínica atual, descrevendo, de modo especial, os seus inumeráveis e perigosos efeitos colaterais e tóxicos.

A toxicidade dos corticosteroides resulta da supressão e do uso continuado de grandes doses.

A supressão demasiadamente rápida acarreta insuficiência suprarrenal aguda. Uma síndrome característica da supressão do corticosteroide, que consiste em febre, mialgia, artralgia e indisposição, pode ser extremamente difícil de distinguir da reativação da artrite reumatoide ou da febre reumática.

O tratamento prolongado com corticosteroides pode resultar na supressão da função hipofisária suprarrenal, cujo retorno ao normal pode ser lento, requerendo, em alguns casos, nove meses.

Durante esse período de recuperação e por um a dois anos adicionais, o indivíduo pode precisar ser protegido, durante situações de estresse como cirurgias ou infecções graves, pela administração de corticosteroides.

Os corticosteroides tiveram seu maior impulso na década de 50, quando o conhecimento da bioquímica, da síntese e metabolismo dos esteroides corticossuprarrenais aproximou-se do seu estado atual.

Com os resultados primariamente obtidos nos tratamentos de doenças artríticas, que apresentaram dramática melhora temporária, os corticosteroides ganharam lugar destacado na terapêutica.

Porém, as tentativas para a eliminação da toxicidade ainda não foram alcançadas.

Sabe-se que os corticosteroides, em doses farmacológicas, são medicamentos poderosos com efeitos tóxicos cumulativos, lentos em todos os tecidos, que podem permanecer inaparentes até se tornarem manifestos de maneira catastrófica.

Os corticosteroides são usados em inúmeras patologias distintas, destacando-se entre elas as doenças endócrinas, osteomusculares, reumáticas, do colágeno, dermatológicas, alérgicas, oftalmológicas, respiratórias, hematológicas e neoplásicas.

Os principais efeitos colaterais, advindos do uso sistêmico dos corticosteroides, incluem retenção de sódio e água; insuficiência cardíaca congestiva; hipertensão arterial sistêmica; arteriosclerose; fraqueza muscular; miopatia corticosteróidea; hipercalciúria; litíase renal; osteopenia; gastrite; úlcera péptica; pancreatite; distensão abdominal; esofagite ulcerativa; petéquias; equimoses; eritema facial; retardo na cicatrização; atrofia cutânea; urticária; edema angioneurótico; convulsões; aumento da pressão intracraniana; vertigem; cefaleia; irregularidades menstruais; desenvolvimento de estado cushingoide; insuficiência suprarrenal ou hipofisária secundária; redução da tolerância aos carboidratos; glicosúria; catarata; aumento da pressão intraocular; glaucoma; supressão do crescimento fetal ou infantil; alteração do humor; euforia; depressão; psicose; irritabilidade; insônia; alterações da personalidade; aumento da suscetibilidade à infecções, inclusive a tuberculose e reações de hipersensibilidade.

Deve ser usado com precaução nos indivíduos com hipotireoidismo, cirrose, herpes simples oftálmico, instabilidade emocional, tendência psicótica, colite ulcerativa inespecífica, abscesso, diverticulite, úlcera péptica, insuficiência renal, hipertensão arterial sistêmica, osteoporose e tuberculose ativa.

Seu uso é contraindicado no recém-nascido, na infância, na gestação e na lactação.

Seu uso, atualmente, encontra-se difundido na dermatologia, mais de 80% dos seus medicamentos contêm corticosteroides. Seu maior emprego nessa área dá-se através do uso tópico de medicamentos sobre a forma de loção, pomada, creme e gel.

Os efeitos adversos dos corticosteroides tópicos incluem atrofia epidérmica e dérmica; diminuição da síntese de colágeno; redução da sustentação do estroma dos vasos sanguíneos dérmicos, levando ao aparecimento de púrpuras e estrias; dermatite escamopapulopustulosa perioral; glaucoma e catarata no uso prolongado ao redor dos olhos; predisposição ou piora de infecções cutâneas como foliculite, tinha e candidíase; e redução dos níveis plasmáticos de cortisol quando usados sob oclusão decorrente de absorção sistêmica.

Os corticosteroides são encontrados comercialmente, isolados ou em associação a outras substâncias, para uso oral, parenteral e tópico como Betnelan, Betnovate, Celestone, Decadron, Dexametasona, Flebocortid, Halog Capilar, Hipoglós Oftálmico, Histalerg Creme, Meticorten, Otodol, Otosporin, Ouvidosan, Prednisona e Quadriderm.

USO, ABUSO E DEPENDÊNCIA DE DROGAS

INTRODUÇÃO

É de fundamental importância iniciar este capítulo conceituando as palavras abuso, dependência física, dependência química e droga.

O termo abuso refere-se ao uso errôneo, particularmente excessivo e fisicamente prejudicial de determinadas substâncias que, a curto ou em longo prazo, dependendo da substância, dose usada e número de doses, irá não só determinar alterações patológicas como induzir à dependência física, dando posteriormente lugar à dependência química.

A dependência física origina-se com o crescimento da tolerância, resultante de um processo homeostático, pelo qual o corpo se adapta aos efeitos repetidos de uma droga, compensando, assim, os efeitos farmacológicos. Em consequência, são necessárias doses mais elevadas para obter os mesmos efeitos.

A dependência física pode ser diagnosticada pela presença da síndrome de abstinência, que sobrevém após a interrupção da droga, caracterizada por efeitos opostos aos da droga usada.

A dependência química ou medicamentosa designa uma síndrome comportamental que envolve o uso compulsivo de uma droga, sendo o dependente químico um indivíduo que se tornou psíquica e fisicamente dependente de uma droga, podendo não mais ter controle sobre suas ações referente ao uso da substância.

Caracteriza-se pela necessidade opressiva da substância e grande tendência ao desenvolvimento de tolerância e síndrome de abstinência.

Este termo foi criado especificamente para permitir considerações sobre os aspectos farmacológicos e médicos do abuso de medicamentos, isoladamente dos aspectos socioeconômicos, morais e legais englobados na expressão viciado em tóxicos.

Contudo, as duas expressões continuam a ser usadas indiscriminadamente.

O termo droga será usado no sentido de medicamento ou substância química entorpecente, alucinógena ou excitante, ingeridos com a finalidade de alterar transitoriamente a personalidade.

Pelos conceitos descritos, conclui-se que o abuso de drogas levará em grandes proporções à dependência química e esta à degradação física, mental e moral, tornando o dependente motivo de sofrimento para a família e de repúdio e vergonha para a sociedade.

Tendo como base os conceitos acima descritos, delinearemos alguns pontos introdutórios da matéria.

O uso abusivo de drogas encontra-se presente em todas as camadas da sociedade há muitas décadas, prevalecendo em determinados períodos de tempo apenas o tipo da droga utilizada e não a sua frequência.

Geralmente, o uso abusivo de substâncias químicas ocorre de duas maneiras: na experimental, o indivíduo faz uso da droga, pela curiosidade sobre seus efeitos, podendo desenvolver o uso casual ou por passatempo, e na circunstancial, os efeitos da droga são procurados porque são úteis em determinadas situações.

O uso dessas substâncias encontra-se fundamentado nas profundas modificações do humor, pensamentos e sentidos. Há indivíduos que se desviam do habitual em relação ao tempo, quantidade e situação no uso dessas substâncias.

Sendo o conceito de abuso um tanto social, encontra-se grande variação em seu significado para cada droga, conforme a cultura, época e determinada situação dentro de uma mesma cultura.

Ao analisar detalhadamente o abuso do álcool e do fumo, observa-se que algumas sociedades consideram a intoxicação alcoólica crônica, determinando o alcoolismo, um abuso, porém, a intoxicação alcoólica aguda, não.

O mesmo não se dá em relação ao tabagismo. Apesar de amplamente utilizado por quase todas as sociedades de modo crônico, intenso e compulsivo, tornando-se o fumante sem autocontrole, prejudicando a sua saúde e a de outros, o tabagismo não incomoda a sociedade.

Há pouco tempo, deu-se início a alguns sinais de sua rejeição, mas sem grande determinação, visto que o próprio governo de vários países permite o uso de propagandas que, desvirtuando todos os seus malefícios, associam o tabagismo ao sucesso, riqueza, realização profissional e pessoal.

Os países que proíbem as propagandas não fazem o mesmo no que se refere a novelas e filmes, pois artistas famosos, e que servem de modelo para os jovens, não somente aparecem fumando simples cigarros como também fazendo uso de drogas altamente proibidas, não tendo em seu contexto as orientações que elas são nocivas à saúde daqueles que a usam.

Dentre os inúmeros fatores responsáveis pela toxicidade e dependência dessas substâncias, cita-se a prescrição médica de substâncias que, embora legalmente permitidas em determinadas doenças, induzirão à dependência, aliada principalmente ao tempo de uso e da tolerância individual do paciente.

Interligados nessa ação encontram-se os farmacêuticos e os proprietários de farmácias, pela facilidade com que permitem o acesso a essas substâncias, muitas vezes não exigindo a receita médica para medicamentos cuja apresentação é obrigatória por lei.

Por fim, as indústrias farmacêuticas, cujos empresários, apesar das leis existentes, muitas vezes, tentam burlar a segurança desses produtos, visando o lucro exorbitante.

Entre os fatores pessoais, mencionam-se os desajustes individuais, familiares e sociais.

Entre as inúmeras substâncias passíveis de causar dependência, existem os opiáceos, os barbitúricos e benzodiazepínicos, o álcool etílico, a cocaína, a cannabis, as anfetaminas, o LSD, a nicotina e a cafeína.

OPIÁCEOS

O ópio é obtido do suco seco das cápsulas de *Papaver somniferum* e contém inúmeros alcaloides, entre eles a morfina, a heroína e a codeína, todos com propriedades narcóticas, substâncias que, em doses terapêuticas, reduzem a sensibilidade, combatem a dor e produzem sono. Em doses elevadas, provocam estupor, coma ou convulsão.

Não há estimativas seguras do número de pessoas dependentes de opiáceos nos Estados Unidos da América. Contudo, o abuso dos mesmos vem sendo um problema há mais de 100 anos.

Entre os opiáceos mais usados ilicitamente nesta sociedade pelo tráfico de drogas, encontra-se a heroína, substância derivada da morfina com acentuado poder de desenvolver dependência.

Os opiáceos promovem redução da ansiedade, alguma sedação e sensação de bem-estar ou euforia. Este efeito parece importante por sua utilidade clínica e também por seu potencial de abuso.

Existem dois padrões básicos do uso de opiáceos, um relacionado ao uso médico dessas substâncias e o outro ao uso não médico.

O primeiro envolve indivíduos que fazem uso inicial da substância durante tratamento médico e obtém seus suprimentos iniciais através do médico, mantendo-os através de medicamentos lícitos e não se associando a toxicômanos. Considerando a frequência com que os opiáceos são usados na clínica médica, a dependência química como complicação do tratamento médico é rara, mas passível de ocorrer.

O segundo começa com o uso experimental da droga, evoluindo para uso intenso. As doses são conseguidas ilicitamente apresentando grau variável de pureza. Este grupo é formado em especial por adolescentes e jovens, prevalecendo os do sexo masculino.

Os opiáceos reduzem a dor, a agressão e o impulso sexual. A aplicação intravenosa rápida produz calor e rubor na pele e sensações na região hipogástrica, conhecida como êxtase.

As complicações médicas comuns entre os toxicômanos incluem abscessos cutâneos, celulite, tromboflebite, septicemia, endocardite, hepatite, AIDS, tétano e abscessos pulmonares, cerebrais e subcutâneos, decorrentes sobretudo do uso de agulhas contaminadas e lesões neurológicas e musculoesqueléticos decorrentes de reações de hipersensibilidade.

A morte súbita sobrevém a uma dose excessiva do narcótico que, em geral, constitui consequência acidental das flutuações na pureza da heroína ilícita ou à reação anafilactoide, resultante da injeção intravenosa da droga contendo impurezas.

Um notável grau de tolerância aos efeitos euforizantes se desenvolve rapidamente. Dessa forma, o toxicômano, para sentir os mesmos efeitos conseguidos inicialmente com doses menores, precisa aumentar constantemente a dose.

Esta tolerância desaparece quando se suspende completamente a sua administração.

O caráter e a severidade dos sintomas de abstinência, que aparecem quando se interrompe a administração de narcóticos, dependem da droga utilizada, da dose total diária, do intervalo entre as doses, da duração do uso e da saúde e personalidade do usuário.

O quadro clínico da síndrome de abstinência da morfina e da heroína inicia-se cerca de seis a dez horas após a última dose. Os sintomas iniciais em ordem de aparecimento são lacrimejamento, rinorreia, bocejos, sudorese, sono agitado, despertar agitado, anorexia, agitação, irritabilidade e tremores.

Estes são seguidos por irritabilidade crescente, insônia, bocejos e espirros violentos, midríase, fraqueza, depressão, náusea, vômito, diarreia, cólica abdominal, taquicardia, e hipertensão arterial sistêmica. Raramente observam-se convulsões ou colapso cardiovascular.

São característicos os calafrios marcantes que se alternam com rubores e sudorese excessiva, a dor óssea e muscular, e os espasmos musculares.

Pressupõe-se que estes sintomas contribuam para a tendência dos dependentes em opiáceos a retornar após a abstinência.

Os sinais de abstinência no recém-nascido de mãe que tomou opiáceos durante a gestação incluem irritabilidade, choro excessivo, tremores, hiper-reflexia, aumento do ritmo respiratório, evacuação aumentada, espirro, bocejo, vômito e febre.

Os opiáceos mais comumente usados, lícita ou ilicitamente, são a metadona, a meperidina, a morfina, a heroína e a codeína.

BARBITÚRICOS E BENZODIAZEPÍNICOS

A primeira experiência pode ter sido proporcionada pelo tráfico ilícito ou pelo uso médico.

A incidência e a prevalência do uso compulsivo e não médico de barbitúricos e benzodiazepínicos não podem ser avaliadas com precisão.

Acredita-se, porém, que excedam a dos opiáceos, pois os usuários de opiáceos frequentemente tomam barbitúricos para aumentar os efeitos da heroína pouco concentrada, ficando dependentes da associação.

Alguns alcoólatras usam esses agentes para aliviar a síndrome de abstinência do álcool ou para produzir estado de embriaguez sem o odor do álcool.

O uso médico dessas substâncias, iniciando a dependência física, é maior que o uso de opiáceos, estando entre os mais prescritos em todo o mundo para o tratamento da insônia, da ansiedade e das crises convulsivas.

O desenvolvimento da dependência é gradual, iniciando-se com o uso prolongado, principalmente no tratamento da insônia e progredindo com o aumento das doses.

Gradualmente, o paciente torna-se, psicológica e fisiologicamente, incapaz de dormir sem o uso da droga. Com o uso diário de grandes quantidades da droga, sua aquisição e manutenção passam a ser a maior preocupação do indivíduo.

Nesta situação, o que poderia ser considerado um hábito, torna-se uma dependência, já que é impossível marcar uma linha divisória entre o uso apropriado, hábito, abuso e dependência.

A maioria dos toxicômanos usam a droga por via oral; outros, por via intravenosa ou intramuscular.

Os efeitos agudos e crônicos da intoxicação leve por barbitúricos e benzodiazepínicos lembram a intoxicação alcoólica, apresentando topor generalizado, dificuldade de raciocínio, lentidão de palavras e de compreensão, instabilidade emocional, irritabilidade, ideias hostis e tendências suicidas.

A intoxicação crônica é caracterizada, sobretudo, pela presença de diplopia, vertigem, estrabismo, hipotonia e reflexos superficiais diminuídos.

A tolerância desenvolvida pelo uso de barbitúricos e benzodiazepínicos se restringe basicamente aos efeitos subjetivos e desejados, não alterando significativamente a dose letal.

Consequentemente, o envenenamento agudo por barbitúricos ou benzodiazepínicos pode ser acidental ou superposto por intoxicação crônica em qualquer período.

O quadro clínico da abstinência dos barbitúricos de ação longa provoca síndrome de abstinência de início retardado por vários dias após sua suspensão.

Com doses dentro da faixa terapêutica, os sintomas podem consistir apenas de leve irritabilidade, sensações estranhas, diaforese e distúrbios do sono. Sintomas semelhantes àqueles da ansiedade para os quais a droga foi inicialmente prescrita.

Em alta dose, a síndrome de abstinência é mais grave e inclui, inicialmente, inquietação, ansiedade, tremor, fraqueza, náusea, vômito, cãibra, cólicas abdominal e hipotensão ortostática.

Seguem-se ainda sintomas depressivos, convulsões generalizadas ou psicose tóxica semelhante ao *delirium tremens*.

Os recém-nascidos de mães que dependem fisicamente dos depressores do sistema nervoso central apresentam síndrome de abstinência semelhante à síndrome de abstinência dos opiáceos nos recém-nascidos.

Como já foi citado no decorrer do texto, o uso abusivo de opiáceos, barbitúricos e benzodiazepínicos podem ter início com o uso médico destas drogas no tratamento de determinadas doenças.

Mas, seria justo o profissional médico, conscienciosamente, apesar de legalmente respaldado por leis, usar essas substâncias capazes de gerar dependências, tornando o indivíduo um desajustado dentro da família e da sociedade?

Acredita-se, como princípio, que os meios não justificam a finalidade. Sendo assim, o uso legal destas substâncias não deve ser amparado pelo fato de atuar nesta ou em outra doença, ou simplesmente pelo fato de nem todos desenvolverem a dependência.

Seria possível ao profissional saber a resposta individual no uso destas ou outras substâncias?

Não seria justificado o fato de resolver a insônia através da grande possibilidade de desenvolver um indivíduo dependente de tais substâncias, tornando-o um toxicômano e, consequentemente, um desgastado físico-moral, tanto individualmente, quanto familiar e socialmente.

Outrossim, há inúmeros recursos atuantes nestas e em outras doenças, capazes não só de resolverem tais problemas, como serem completamente isentos de complicações e de gerar dependência.

Caberia, portanto, ao médico escolher os recursos a serem usados. Não deveria ele simplesmente atuar na medicina e prescrever aquilo que lhe foi ensinado durante seus estudos, sem usar sua inteligência, consciência e capacidade de pesquisa na tentativa de descobrir soluções alternativas.

Não deveria atuar apenas como um plagiador de seus professores, ou como operador de condutas estabelecidas, estagnando em seus conhecimentos e não crescendo profissionalmente.

ÁLCOOL ETÍLICO

Classificado entre os carboidratos é obtido por fermentação de substâncias açucaradas ou amiláceas ou mediante processos sintéticos.

Apesar de há séculos ser amplamente utilizado, observa-se que através dos tempos seu consumo foi aumentado.

Nas sociedades antigas, o uso do álcool era através de bebidas fermentadas com baixo teor alcoólico, como os vinhos e as cervejas.

Nas sociedades modernas, o número crescente de bebidas alcoólicas, lançadas frequentemente no comércio, aliado à ampla aceitação social, tem tornado o alcoolismo em seus variados graus de uso, seja moderado até compulsivamente, o segundo grande tóxico usado depois do tabagismo.

Só nos Estados Unidos da América, os custos em acidentes, perda de produtividade, crimes, mortes e doenças originadas pelo uso moderado ou compulsivo do álcool chegou a cento e trinta e seis bilhões de dólares em 1990.

Portanto, os custos em lares destruídos, vidas arruinadas, perdas para a sociedade e miséria humana advindos do alcoolismo crônico estão além das estimativas.

As doenças observadas no alcoólatra crônico devem-se basicamente a efeitos diretos e indiretos. Entre as doenças originadas indiretamente pelo uso do álcool, há também as doenças nutricionais resultantes da falta de vitaminas e proteínas.

Ao deprimir o apetite, a ingestão de nutrientes fica diminuída, havendo reposição apenas de 50% das necessidades calóricas, visto o álcool ser substância geradora de calorias.

Todavia, diminuindo a ingestão calórica, proporcionalmente, há diminuição da ingestão proteica.

Outro fato, diretamente relacionado com a ingestão alcoólica e suas consequências nutricionais, diz respeito aos distúrbios absortivos comumente apresentados pelos consumidores crônicos de bebidas alcoólicas, levando à diminuição da absorção de vitaminas essenciais ao bom desenvolvimento orgânico como o ácido fólico, o ácido ascórbico (vitamina C), a tiamina (vitamina B_1), a riboflavina (vitamina B_2), a niacina (vitamina B_3) e a vitamina A.

Entre as geradoras de inúmeras doenças, menciona-se a polineuropatia periférica, a pelagra, a ambliopia, a encefalopatia de Wernicke e a psicose de Korsakoff.

Os efeitos diretos relacionam-se ao efeito tóxico direto do álcool sobre as células, originando a esteatose hepática alcoólica, a cirrose hepática alcoólica e a lesão musculoesquelética.

Estudos sobre os efeitos adversos do uso do álcool, permitem concluir que o seu uso dá-se por vários motivos, já que produz euforia para alguns e alivia a depressão e a ansiedade de outros.

Entre os efeitos individuais serão citados a forte pressão social causada pelos meios de comunicação como a televisão, o rádio, a revista e o jornal que, através de propagandas, programas e músicas, atribuem o uso das bebidas alcoólicas, seja social ou compulsivamente, ao bem-estar social e ao esquecimento contra decepções e desajustes no âmbito emocional ou profissional.

A capacidade do organismo de metabolizar o teor alcoólico das bebidas é relativamente alta. Somente doses maiores ou menores, porém constantes, determinarão concentrações alcoólicas sanguíneas elevadas capazes de produzir dependência física.

Os sinais da síndrome de abstinência alcoólica apresenta três estados distintos classificados em síndrome do tremor: distúrbios convulsivos relacionados com o álcool e *delirium tremens*: estando parcialmente fundamentados na quantidade de álcool consumida e no tempo de uso.

Os fenômenos de abstinência aparecem entre oito a setenta e duas horas após o consumo do álcool ter cessado completamente ou no declínio relativo da concentração sanguínea alcoólica.

O tremor, caracterizando o primeiro sintoma, inicia-se cerca de oito horas após a última dose e apresenta-se de modo generalizado e rápido, sendo frequentemente acompanhado de náusea, vômito, fraqueza, ansiedade, irritabilidade, sudorese, cãibra, taquicardia, hipertensão arterial sistêmica e insônia.

Este estágio dá lugar, em torno de vinte e quatro horas, a sintomas de hiperexcitabilidade, insônia, distúrbios da percepção e convulsão.

Progredindo a síndrome, atinge-se o quadro de *delirium tremens*, em torno de setenta e duas horas, caracterizado pelo início abrupto e inesperado com perda de discernimento, fraqueza, confusão, desorientação, insônia, agitação, tremor, hipertermia, taquicardia, sudorese intensa, delírios e alucinações terríveis, tornando-os muito perigosos. Este estágio persiste por um a três dias e termina abruptamente.

A síndrome de abstinência é apresentada por recém-nascidos de mães alcoólatras durante a gestação. Apresentam também más-formações congênitas, disfunção mental e retardo do crescimento.

COCAÍNA

A cocaína é extraída das folhas de *Erythroxylon coca*, árvore originária dos países do Peru e da Bolívia, onde suas folhas têm sido empregadas há séculos, principalmente pelos índios peruanos, que habitam as altas altitudes das montanhas andinas.

Seu uso deve-se à sensação de bem-estar que produz ao aumentar a resistência física, através da estimulação do sistema nervoso central.

Cientificamente, seu uso teve início após observação acidental do poder anestésico da droga. Mais tarde, devido aos seus efeitos estimulantes do sistema nervoso central, foi usada no tratamento de um indivíduo dependente em morfina.

O sucesso foi alcançado às custas da criação do primeiro cocainômano, ou seja, ao livrar-se da dependência da morfina, criou-se dependência da cocaína.

Como anestésico local, seu uso continua, na atualidade, por meio de seus substitutos sintéticos como a Procaína.

Apesar dos inúmeros efeitos tóxicos, colaterais e da grande facilidade em causar dependência, essas substâncias são utilizadas continuamente na prática anestésica.

Na área da toxicologia, seu uso encontra-se intensa e amplamente espalhado pelo mundo, através dos toxicômanos e traficantes de cocaína.

Os primeiros efeitos em nível do sistema nervoso central são a hiperatividade, a excitação e a elevação do humor e da capacidade física e mental, esta última em virtude da atenuação da sensação de fadiga.

Com o tempo, doses maiores e mais frequentes são usadas e aparecem os sintomas tóxicos, sendo comum a associação com opiáceos, na tentativa de antagonizar estes efeitos tóxicos.

Os efeitos estimulantes são seguidos por depressão central que ao prosseguir leva à morte por insuficiência respiratória.

No sistema cardiovascular, a administração inicial de pequenas doses de cocaína leva à bradicardia, doses moderadas causam taquicardia, com elevação da pressão arterial sistêmica.

Grande dose intravenosa pode causar a morte por insuficiência cardíaca, decorrente de ação tóxica direta.

Os sintomas de envenenamento referem-se, principalmente, em nível do sistema nervoso central e acontecem rapidamente, não sendo difícil morte imediata, resultante de reação anafilactoide a impurezas na substância, de absorção rápida ou de administração intravenosa.

Dentre eles menciona-se excitação, ansiedade, perturbação e aumento dos reflexos.

Outros sintomas incluem cefaleia, taquicardia, hipertensão arterial sistêmica, arritmia, irregularidade respiratória, febre, náusea, vômito e dor abdominal.

Na fase terminal, ocorrem delírio, convulsão e inconsciência, resultando a morte por insuficiência cardiorrespiratória.

A intoxicação aguda por doses elevadas, além dos efeitos simpatomiméticos pode ser acompanhada por acidente vascular cerebral, vasculite intracraniana, coma, infarto do miocárdio e morte súbita.

Com doses mais baixas, os efeitos tóxicos agudos podem ser marcados por breve período de comportamento paranoide com alucinações.

O uso crônico de cocaína por mulheres grávidas leva a uma alta incidência de recém-nascidos prematuros, com baixo peso ao nascimento e neurologicamente anormais.

Apesar de sua alta potencialidade em causar dependência e de sua venda e uso estarem controlados por regulamentos federais expecíficos, seu uso é inteiramente legal no campo de anestésicos locais de inúmeras intervenções cirúrgicas.

Não sabe-se ainda a relação existente entre o uso repetido nas pequenas intervenções em um mesmo indivíduo e o risco de desenvolver dependências, sem mencionar nos inúmeros efeitos colaterais.

Entretanto, é conhecida de muitos a miséria individual, familiar e social que se segue ao uso compulsivo destas e outras drogas, originada, muitas vezes, pela utilização restrita, mas plenamente legal.

Seria justo expor o indivíduo a um risco tão acentuado, se existem inúmeros outros recursos disponíveis e isentos de efeitos tóxicos?

CANNABIS

A cannabis, obtida da floração da *Cannabis sativa* é conhecida dentre outros nomes como Maconha, Marijuana e Haxixe, dependente da localização geográfica e da parte da planta usada.

Sua utilização dá-se fundamentalmente através de cigarros de maconha.

Seu consumo aumentou, nos Estados Unidos da América e na Europa, no início da década de 1970.

Em 1972, adultos da faixa etária de trinta a quarenta anos começaram a experimentá-la, apesar de primariamente continuar sendo usada entre adolescentes e adultos jovens.

Outro fato relevante deu-se pelo aumento de consumo na classe universitária, incluindo estudantes e formados em medicina, enfermagem, direito, pedagogia etc.

Seu principal efeito ocorre em nível do sistema nervoso central e sistema cardiovascular. Produzindo efeitos no humor, memória e coordenação motora, há aumento da sensação de bem-estar e euforia, seguida de sensação de relaxamento e sonolência.

A alteração do equilíbrio e da estabilidade postural ocorre com o uso de doses baixas. O mesmo se dá em tarefas mecânicas complexas, como dirigir automóveis.

Doses elevadas induzem ao quadro clínico de psicose tóxica com alucinações e perda do discernimento.

Em nível do sistema cardiovascular produz taquicardia relacionada com a dose e cuja duração depende da concentração sanguínea dos princípios ativos da cannabis.

Outros efeitos estão relacionados com o aumento do apetite e elevação do nível de percepção dos órgãos dos sentidos, com estímulos visuais, auditivos, táteis, gustativo e olfatório mais perceptíveis.

Destaca-se, comumente, alteração da percepção temporal, causando a sensação de que o tempo passa mais vagarosamente.

O uso crônico da maconha está associado à maior incidência de bronquite, asma e diminuição da testosterona plasmática nos seres humanos.

Sintomas diversos incluem apatia, diminuição da concentração e da memória, e perda de interesse pela aparência pessoal, higiene e alimentação.

Mudanças sutis na personalidade e ausência de motivação foram descritos em jovens que fumam maconha diariamente.

Apesar de a interrupção abrupta, após uso crônico de alta dose, ser acompanhada de irritabilidade, fadiga, nervosismo e insônia, não há uma síndrome de abstinência mundialmente reconhecida ou definida.

Entretanto, alguns toxicômanos crônicos de maconha, usando grandes doses, podem ter dificuldades consideráveis em abandonar o seu uso.

Destaca-se ainda que o maior princípio ativo da maconha, responsável por todas as alterações orgânicas, atravessa a barreira placentária, atingindo o embrião ou feto, se usado durante a gestação.

ANFETAMINAS

As anfetaminas e substâncias congêneres possuem a capacidade de elevar o humor sendo, principalmente, por este sintoma subjetivo e individual, consumidas, atingindo, em certas épocas e sociedades, importante papel compulsivo.

Em geral, sua prevalência dá-se entre os jovens, iniciando-se entre os delinquentes ou entre os indivíduos com distúrbios emocionais.

Vários padrões no abuso da anfetamina foram observados. Entre eles, destacam-se os que obtêm inicialmente a substância através do médico, na maioria das vezes empregada no tratamento da obesidade e depressão, passando posteriormente para a fase do hábito, devido ao aumento significativo nas doses usadas e no tempo de uso, apenas com o objetivo de obter os efeitos estimulantes, agradáveis à maioria dos pacientes.

Outro grupo passível de desenvolver comportamento abusivo é representado pelos motoristas de caminhão e pelos estudantes pré-universitários e universitários que usam a substância para permanecerem em vigília.

Contudo, na maioria das vezes, os indivíduos obtêm a substância especificamente por seus efeitos euforizantes.

As anfetaminas e substâncias congêneres apresentam efeitos semelhantes à cocaína, apesar de possuírem prazo de ação maior.

Durante a fase inicial do uso intravenoso, além da euforia, o consumidor experimenta uma notável sensação de aumento da capacidade física e mental, sentindo pouca necessidade de dormir e de se alimentar.

Rapidamente, desenvolve-se tolerância para os efeitos estimulantes e o aumento na frequência e nas doses usadas, para obtenção dos efeitos desejados, ocasiona o aparecimento dos sintomas tóxicos.

Dentre eles destacam-se o bruxismo, a desconfiança, o comportamento estereotipado, as alucinações visuais, auditivas e táteis, a ideação paranoide e a psicose tóxica.

A maioria dos dependentes apresentam incapacidade ocupacional e social progressiva, intercalada por períodos de hospitalização por psicoses tóxicas.

Muitos dependentes em anfetaminas consomem ao mesmo tempo grandes quantidades de barbitúricos ou álcool, sendo comum também o uso de antagonistas como os opiáceos.

A interrupção no uso produz uma síndrome de abstinência semelhante à da cocaína, apresentando sono prolongado, fadiga geral, lassidão, hiperfagia e depressão – os sintomas depressivos podem permanecer por vários meses.

Estudos em grupos de dependentes em anfetaminas relataram que seu uso não deixou grande número de consumidores crônicos.

Entretanto, muitos dependentes no uso intravenoso da substância tornaram-se, eventualmente, consumidores de heroína, observando-se distúrbios psicopatológicos em tais indivíduos e seus familiares, que parecem ser anteriores ao início do uso de drogas.

DIETILAMIDA DO ÁCIDO LISÉRGICO (LSD)

Sob determinadas condições e em doses tóxicas, muitas substâncias, entre elas, os opiáceos, a cocaína, as anfetaminas e os corticosteroides, podem induzir a ilusões, alucinações, paranoias e outras alterações do humor e do pensamento, não havendo um limite nítido que separe estas classes de substâncias de outras com atividade central.

No entanto, inúmeras outras substâncias, como o LSD, a mescalina, a fenciclidina, a dimetiltriptamina e a psilocibina, produzem distorções da percepção ou do pensamento como efeito primário, até mesmo em baixas doses.

Sendo assim, os alucinógenos englobam várias classes químicas e diferentes mecanismos de ação, tendo a Dietilamida do Ácido Lisérgico (LSD), a mais potente droga alucinógena, recebido a terminologia de alucinógeno ou psicodélico protótipo, apesar de esta não ser a maneira mais adequada de descrever os seus efeitos farmacológicos.

As principais ações farmacológicas do LSD incluem alterações de consciência, humor e percepção.

Outros efeitos farmacológicos incluem midríase, hipertensão arterial sistêmica, taquicardia, hiper-reflexia, tremor, fraqueza muscular, aumento da temperatura, sonolência, lipotímia, náusea e parestesia.

Os efeitos apresentados pelo uso do LSD são diretamente proporcionais à dose usada.

Pequenas doses orais produzem efeitos somáticos dentro de poucos minutos.

Duas ou três horas após a administração, observa-se alucinações visuais, alterações perceptivas e distúrbios afetivos.

As características alucinatórias são descritas principalmente por temor de desintegração do ego, visto ocorrer a sensação de que uma parte do ego se comporta como um observador passivo, enquanto a outra parte participa e recebe as experiências sensoriais intensas e extraordinárias; pela transformação em efeitos ópticos de percepções acústicas, cada som evocando uma alucinação colorida correspondente, que muda constantemente de forma e cor; pela atenção interiorizada, podendo a mais leve sensação assumir uma significação profunda; e por diminuição da capacidade para distinguir os limites entre um objeto e outro e entre o ego e o mundo exterior.

Outros efeitos incluem a alteração do tempo subjetivo com a sensação de que as horas passam com extrema lentidão; a labilidade do humor, variando do estado depressivo ao eufórico, da autoconfiança para o medo; e o aumento da tensão e da ansiedade, podendo alcançar proporções de pânico.

Após quatro a cinco horas, se não ocorrer o episódio do pânico, pode haver uma sensação de desprendimento e convicção de que se está magicamente sob controle.

As reações agudas como pânico ou psicose, descritas como viagem ruim, constituem o efeito adverso mais comum. Com o uso do LSD elas variam em intensidade e, ocasionalmente, levam ao suicídio ou a autoagressão.

A síndrome começa a melhorar após dez a doze horas, mas fadiga e tensão podem persistir por mais vinte e quatro horas.

Há evidências de riscos psicológicos significativos como o surgimento de depressões graves, comportamento paranoide ou episódios psicóticos prolongados.

Outro efeito adverso dos alucinógenos, conhecido como *flashback*, consiste no reaparecimento das alucinações na ausência da droga.

Após três ou quatro dias com doses diárias repetidas, desenvolve-se um alto grau de tolerância aos efeitos do LSD sobre o comportamento. Fenômenos de abstinência não são observados após a retirada brusca da droga.

O uso abusivo do LSD e alucinógenos correlatos alcançou o máximo de popularidade nos Estados Unidos da América na década de 60, sendo principalmente usado no meio universitário.

Hoje, seu uso encontra-se controlado por leis federais. As drogas, contudo, são fabricadas ilegalmente e disponíveis através de vias ilícitas.

NICOTINA

A nicotina, isolada primeiramente das folhas do tabaco, a *Nicotiana tabacum*, constitui-se a principal substância ativa do tabagismo, sendo responsável pelos inúmeros efeitos causados em seus usuários. Apesar de não possuir nenhuma aplicação terapêutica, em decorrência de sua alta toxicidade, apresenta grande importância médica.

Sua ampla propagação mundial tem mascarado, de maneira popular, sua real posição toxicológica, tornando o tabagismo socialmente aceito e desconsiderado como uma forma de abuso ou dependência de drogas, classificação toxicologicamente correta.

Um fato relevante nesse estudo mostra que, apesar da advertência pública obrigatória pelo Ministério da Saúde sobre as sérias consequências do fumo para a saúde, nenhum efeito repressor foi obtido.

Pelo contrário, a prevalência do fumo tem aumentado entre os jovens, particularmente entre as mulheres. Múltiplos fatores têm tornado o tabagismo tão difundido.

Entre eles, destacam-se a exigência social, que tornou o uso do cigarro quase imprescindível.

Na adolescência, seu uso encontra-se vinculado ao fácil acesso e ao custo relativamente baixo, associados ao desejo de assumir um comportamento adulto.

As propagandas de cigarros (de forma disfarçada, através dos atores de Hollywood – nos filmes) têm influenciado o tabagismo ao criarem a imagem do fumante como a de um indivíduo seguro, confiante, bem-sucedido, e de boa aparência.

É relacionado também o uso vinculado a alívio de tensão, irritação, vergonha ou medo e, por último, os sintomas desagradáveis advindos no período de abstinência como irritabilidade, agressividade, hostilidade, depressão e dificuldade na concentração com duração de vários dias após a interrupção, fazendo com que o indivíduo torne a usá-lo para diminuição destes sintomas.

As alterações complexas que ocorrem devido à ação da nicotina devem-se a fases distintas e antagônicas, determinadas por ação estimulante e depressora, representando a resposta final de qualquer estrutura ou sistema, a soma dos vários efeitos opostos.

Sua principal ação consiste inicialmente em estimulação transitória do sistema nervoso periférico, seguida de depressão mais persistente.

Em nível do sistema nervoso central estimula de forma acentuada, produzindo tremores e, em doses maiores, convulsões. Esta estimulação é seguida por depressão, com casos de morte por insuficiência respiratória.

Entre outros efeitos, cita-se o vômito, o aumento da motilidade intestinal, a taquicardia, a hipertensão arterial sistêmica e a estimulação das secreções salivares e brônquicas, esta última seguida por inibição.

A intoxicação nicotínica aguda pode advir da ingestão acidental de inseticida pulverizado que contenha nicotina como agente eficaz, ou por ingestão de produtos contendo tabaco.

Por ser uma das mais tóxicas substâncias, o início dos sintomas são rápidos e incluem náusea, sialorreia, dor abdominal, vômito, diarreia, sudorese, cefaleia, vertigem, distúrbio da audição e da visão, confusão mental, fraqueza seguida de prostração, queda da pressão arterial sistêmica, dificuldade respiratória e convulsão. A morte pode ocorrer por insuficiência respiratória.

A intoxicação nicotínica crônica dá-se através do tabaco, folha seca da *Nicotiana tabacum*. O uso do tabaco para fumar, mascar ou inalar é praticado por milhões de pessoas em todo o mundo. A nicotina é absorvida pela mucosa oral e gastrintestinal, pelas vias respiratórias e pela pele.

A quantidade de nicotina no tabaco varia grandemente, podendo oscilar de 6 a 40 mg, dependendo do tipo e da forma de apresentação. A fumaça de um cigarro comum pode conter 6 a 8 mg e a do charuto 15 a 40 mg de nicotina.

Cerca de 90% da nicotina da fumaça inalada e 25 a 50% da nicotina da fumaça que é mantida na boca e depois expelida são absorvidas.

Alguns cigarros contêm 20 a 30 mg de nicotina, sendo possível determinar a grande quantidade de nicotina absorvida ao fumar apenas um cigarro.

Além da nicotina foram isoladas cerca de 4.000 substâncias químicas da fumaça do tabaco, que contribuem para a irritação das membranas mucosas. Cita-se entre elas: o polônio-210, o níquel, e principalmente o alcatrão, substâncias carcinogênicas.

Há relação direta entre o uso de cigarros e várias doenças. Estima-se que, nos Estados Unidos da América, o tabagismo seja uma das principais ameaças à saúde pública. Nítida correlação observou-se na incidência do câncer pulmonar, da cavidade oral, da laringe, do esôfago, da bexiga, do rim e do pâncreas.

A incidência de doença pulmonar obstrutiva crônica é maior em fumantes crônicos, sendo também frequente uma síndrome respiratória, caracterizada por dispneia, sibilo, dor torácica e frequentes infecções das vias aéreas superiores, que desaparecem após interrupção do fumo.

Entre outros riscos originados pelo tabagismo encontra-se a coronariopatia, a trombose coronariana, o distúrbio cerebrovascular, a doença vascular periférica, a úlcera péptica, e o refluxo gastresofágico[1].

As mulheres que fumam e usam contraceptivos orais apresentam um risco dramaticamente elevado de doença cardiovascular.

Durante a gestação, as mães fumantes apresentam incidência elevada de complicações como a pré-eclâmpsia, a placenta prévia,

[1]Com sua variante gastroesofágico.

o descolamento prematuro da placenta, o aumento no número de abortos e a maior incidência de mortalidade neonatal, prematuridade e baixo peso.

Além disso, pesquisas comprovaram a eliminação de nicotina no leite de mulheres fumantes durante a lactação.

Outros efeitos incluem alteração no metabolismo de drogas; níveis séricos mais baixos de ácido ascórbico (vitamina C) e cianocobalamina (vitamina B_{12}); elevação dos níveis de hematócrito, hemoglobina e carboxiemoglobina; e redução da fertilidade.

Há relatos de que os riscos associados ao tabagismo estão intimamente relacionados com a quantidade de fumaça inalada. Os riscos do tabagismo variam de acordo com as diferenças nos hábitos tabagistas e com a presença de outros fatores de risco. Eleva-se com o aumento do número de cigarros fumados por dia, com a profundidade da inalação, com a duração do hábito de fumar e quando se inicia em idade mais precoce.

Uma determinada dose de exposição à fumaça pode interagir com outras características pessoais ou exposições ambientais, aumentando muito o risco de desenvolver uma doença.

A fumaça do tabaco no meio ambiente contém a maioria dos componentes tóxicos e carcinogênicos identificados na fumaça, sua absorção, através do fumo passivo, observada por lactentes, crianças e adultos, pode causar danos à saúde.

Indivíduos não fumantes ativos, mas fumantes passivos podem desenvolver câncer de pulmão.

Estima-se que de 500 a 5.000 casos de câncer pulmonar por ano resultem do fumo passivo.

Outros efeitos adversos apresentados pela maioria dos não fumantes expostos à fumaça incluem desconforto e irritação do sistema respiratório e dos olhos; piora dos sintomas de doenças preexistentes como alergia, cardiopatia e pneumopatias crônicas; desenvolvimento de alterações das vias aéreas; incidência elevada de bronquite e pneumonia durante o primeiro ano de vida nos filhos de pais fumantes; e retardo do crescimento pulmonar apresentado por filhos de mães fumantes.

Os fumantes de cigarros com baixos teores de nicotina correm menor risco de desenvolver câncer de pulmão, mas isso desaparece se houver aumento do número de cigarros fumados por dia, medida muitas vezes tomada pelos fumantes para compensar a diminuição do teor de nicotina, acompanhada pela maior profundidade de inalação.

Outro fator preocupante deve-se à ampla variedade de aromatizantes e outros aditivos usados para compensar a diminuição no conteúdo de tabaco.

Esses aditivos são considerados segredos de fábrica e podem ser adicionados ao cigarro sem informação de sua presença e sem análise dos efeitos tóxicos.

Representam, pois, uma grande lacuna na compreensão dos riscos de desenvolver doenças associadas ao seu uso.

O uso de tabaco sem fumaça pode causar câncer de face interna da mucosa oral e das gengivas e retração cicatricial.

Portanto, o tabagismo, em decorrência de seus inúmeros malefícios e sua aceitação social, mascarando seu verdadeiro significado, deve ser completamente desencorajado na família, através dos exemplos dos pais; na escola, através de palestras; na sociedade, através de informativos e propagandas, instruindo os jovens e adolescentes sobre os males causados; por fim pelo médico, que tem como responsabilidade orientar todos os pacientes fumantes a deixarem seu uso por meio de informações corretas e seguras das drásticas consequências a que se encontram expostos.

Certamente, o exemplo e a informação serão de fundamental importância na formação de indivíduos resistentes ao tabagismo.

PRINCIPAIS GÊNEROS DE BACTÉRIAS

BACTÉRIAS	DOENÇAS QUE CAUSAM	TIPOS	REAÇÃO À COLORAÇÃO DE GRAM
Actinomyces	actinomicose	bastonetes	gram-positivas
Bacillus	carbúnculo, infecções ópticas e septicemia	cocobacilos/bastonetes	gram-positivas
Bacteroides	abscesso, osteomielite e gangrena	bastonetes	gram-negativas
Bordetella	coqueluche	cocobacilos/bastonetes	gram-negativas
Borrelia	febre recorrente endêmica	espiroquetas	gram-negativas
Brucella	brucelose	cocobacilos/bastonetes	gram-negativas
Chlamydia	psitacose, tracoma, linfogranuloma venéreo	cocoide	gram-negativas
Citrobacter	infecção urinária, meningite, septicemia	bastonetes	gram-negativas
Clostridium	tétano, botulismo	bastonetes	gram-positivas
Corynebacterium	difteria, uretrite, septicemia	bastonetes	gram-positivas
Dermatophilus	estreptotricose,	bastonetes	gram-positivas
Edwardsiella	gastrenterite, meningite, septicemia	bastonetes	gram-negativas
Enterobacter	infecção urinária, pneumonia, septicemia	bastonetes	gram-negativas
Escherichia	infecção urinária, meningite neonatal	bastonetes	gram-negativas
Francisella	tularemia	cocobacilos/bastonetes	gram-negativas
Fusobacterium	sinusite, abscesso hepático, otite média	bastonetes	gram-negativas
Haemophilus	linfogranuloma venéreo, meningite	cocobacilos/bastonetes	gram-negativas
Klebsiella	pneumonia, escleroma	bastonetes	gram-negativas
Lactobacillus	endocardite	bastonetes	gram-positivas
Leptospira	leptospirose	espiroquetas	gram-negativas
Listeria	meningite, osteomielite, artrite	bastonetes	gram-positivas

Este gráfico serve como uma referência básica para algumas doenças causadas pelos micro-organismos acima citados. Entretanto, existem outras doenças causadas por estes micro-organismos que não foram citadas. (*Continua.*)

PRINCIPAIS GÊNEROS DE BACTÉRIAS (*Cont.*)			
BACTÉRIAS	**DOENÇAS QUE CAUSAM**	**TIPOS**	**REAÇÃO À COLORAÇÃO DE GRAM**
Mycobacterium	tuberculose, hanseníase	bastonetes	gram-positivas
Mycoplasma	pneumonia, cervicite, varginite	pleomórficos	gram-negativas
Neisseria	gonorreia, meningococemia	diplococos	gram-negativas
Nocardia	nocardiose pulmonar	bastonetes	gram-positivas
Pasteurella	pasteurelose	cocobacilos/bastonetes	gram-negativas
Proteus	infecção urinária, gastrenterite	bastonetes	gram-negativas
Providencia	infecção urinária, septicemia, pneumonia	bastonetes	gram-negativas
Pseudomonas	broncopneumonia, meningite, septicemia	cocos/bastonetes	gram-negativas
Richettsia	Febre Maculosa das Montanhas Rochosas	cocoides/bastonetes	gram-negativas
Salmonella	salmonelose septicêmica prolongada, febre tifoide	bastonetes	gram-negativas
Serratia	broncopneumonia, osteomielite, endocardite	bastonetes	gram-negativas
Shigella	shigelose (disenteria bacilar)	bastonetes	gram-negativas
Spirillum	sodoku, febre de Haverhill	helicoidais	gram-negativas
Staphylococcus	impetigo, pneumonia, septicemia	cocos em forma de cachos	gram-positivas
Streptobacillus	linfadenopatia, artralgia	bastonetes	gram-negativas
Streptococcus	faringite estreptocócica, febre reumática	cocos em cadeias	gram-positivas
Treponema	sífilis, bouba, treponematose	espiroquetas	gram-negativas
Ureaplasma	vesiculite, epididimite, pneumonia	pleomórficos	gram-negativas
Vibrio	cólera	bastonetes	gram-negativas
Yersinia	peste	bastonetes	gram-negativas

Este gráfico serve como uma referência básica para algumas doenças causadas pelos micro-organismos acima citados. Entretanto, existem outras doenças causadas por estes micro-organismos que não foram citadas.

PRINCIPAIS GRUPOS DE VÍRUS

Família	Envelope presente	Simetria do capsídeo	Vírus de importância médica
VÍRUS ADN ou DNA			
Adenoviridae	não	icosaédrico	adenovírus
Hepadnaviridae	sim	icosaédrico	vírus da hepatite B
Herpesviridae	sim	icosaédrico	vírus herpes simples, vírus varicela-zóster, citomegalovírus, vírus Epstein-Barr
Papovaviridae	não	icosaédrico	papilomavírus, poliomavírus (BK, JC)
Parvoviridae	não	icosaédrico	vírus B19
Poxviridae	sim	complexa	vírus da varíola, vírus da vaccinia
VÍRUS ARN ou RNA			
Arenaviridae	sim	helicoidal	vírus da coriomeningite linfocítica
Bunyaviridae	sim	helicoidal	vírus da encefalite da Califórnia, vírus da febre da mosca
Caliciviridae	não	icosaédrico	agente Norwalk
Coronaviridae	sim	helicoidal	coronavírus
Filoviridae	sim	complexa	vírus Marburg, vírus Ebola
Orthomyxoviridae	sim	helicoidal	vírus influenza
Paramyxoviridae	sim	helicoidal	vírus respiratório sincicial, vírus do sarampo, vírus da caxumba, vírus parainfluenza
Picornaviridae	não	icosaédrico	poliovírus, rinovírus, vírus da hepatite A, enterovírus
Reoviridae	não	icosaédrico	reovírus, rotavírus, carrapato da febre do Colorado
Retroviridae	sim	icosaédrico	HIV, vírus da leucemia de células T humanas
Rhabdoviridae	sim	helicoidal	vírus da raiva
Togaviridae	sim	icosaédrico	vírus da rubéola, vírus da febre amarela

Este gráfico serve como uma referência básica para algumas doenças causadas pelos micro-organismos acima citados. Entretanto, existem outras doenças causadas por estes micro-organismos que não foram citadas.

BIBLIOGRAFIA DE APOIO

BAYNES, J.; DOMINICZAK, M. H. Bioquímica médica. São Paulo: Manole, 2000.

BRUNTON, L. L.; PARKER, K. L.; LAZO, J. S. (Ed.). Goodman & Gilman: as bases farmacológicas da terapêutica. 11ª ed. Porto Alegre: AMGH, 2010.

BURTIS, C. A.; ASHWOOD, E. R. Tietz: fundamentos de química clínica. 4ª ed. Rio de Janeiro: Guanabara Koogan, 1998.

BURTON, G. R. W.; ENGELKIRK, P. G. Microbiologia para as ciências da saúde. 7ª ed. Rio de Janeiro: Guanabara Koogan, 2005.

DICIONÁRIO MÉDICO ILUSTRADO DORLAND. 28ª ed. São Paulo: Manole, 1999.

FUCHS, F. D.; LENITA, W. Farmacologia clínica: fundamentos da terapêutica racional. 4ª ed. Rio de Janeiro: Guanabara Koogan, 2010.

GOODMAN, L.; AUSIELLO, D. Cecil tratado de medicina interna. 22ª ed. Rio de Janeiro: Elsevier, 2005. v. I e II.

GUYTON, A. C.; HALL, J. E. Tratado de fisiologia médica. 11ª ed. Rio de Janeiro: Guanabara Koogan, 2006.

HARVEY, R. A.; CHAMPE, P. C.; FISHER, B. Microbiologia ilustrada. 2ª ed. Rio de Janeiro: Guanabara Koogan, 2008.

KATZUNG, B. G. Farmacologia básica e clínica. 10ª ed. Porto Alegre: AMGH, 2010.

PAGE, C. et al. Farmacologia integrada. 2ª ed. Barueri, SP: Manole, 2004.

PARKER, K. L.; LAZO, J. S. (Ed.). Goodman & Gilmar: as bases farmacológicas da terapêutica. 11ª ed. Porto Alegre: AMGH, 2010.

PELCZAR Jr., M. J.; CHAN, E. C. S.; KRIEG, R. N. Microbiologia: conceitos e aplicações. 2ª ed. São Paulo: MAKRON Books, 1996, v. I e II.

RANG, H. P. et al. Farmacologia. Rio de Janeiro: Elsevier, 2007.

SANTOS, N. S. O.; ROMANOS, M. T. V.; WIGG, M. D. Introdução à virologia humana. 2ª ed. Rio de Janeiro: Guanabara Koogan, 2008.

SILVA, P. Farmacologia. 8ª ed. Rio de Janeiro: Guanabara Koogan, 2010.

SPICER, W. J. Bacteriologia, micologia e parasitologia clínicas. Rio de Janeiro: Guanabara Koogan, 2002.

STEDMAN DICIONÁRIO MÉDICO. 27ª ed. Rio de Janeiro: Guanabara Koogan,

2003.

STROHL, W. A.; ROUSE, H.; FISHER, B. D. Microbiologia ilustrada. Porto Alegre: Artmed, 2004.

TORTORA, G. J.; FUNKE, B. R.; CASE, C. L. Microbiologia. 6ª ed. 2ª reimp. Porto Alegre: Artmed, 2003.

ÍNDICE DO NOME QUÍMICO DOS MEDICAMENTOS

ÍNDICE DO NOME COMERCIAL DOS MEDICAMENTOS ISOLADOS

ÍNDICE DO NOME COMERCIAL DOS MEDICAMENTOS ASSOCIADOS

ÍNDICE REMISSIVO